Wacker
In Balance mit
Schüßler-Salzen

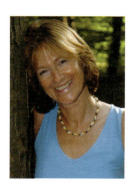

Sabine Wacker

Nach ihrem Medizinstudium arbeitete Sabine Wacker als Heilpraktikerin. Sie ist spezialisiert auf Schüßler-Salze, Entgiftungstherapie, Fasten und Ernährungsberatung und entwickelte eine eigene Fastenmethode – das Basenfasten. Zu diesem Thema sind von der Autorin bereits mehrere Bücher im Haug Verlag erschienen.

Sabine Wacker

In Balance mit
Schüßler-Salzen

Schüßlern Sie sich gesund

- Am Gesicht erkennen, welche Salze Ihnen fehlen
- Mineralstoffmangel gezielt ausgleichen
- Gut drauf und rundum gut versorgt in allen Lebenslagen

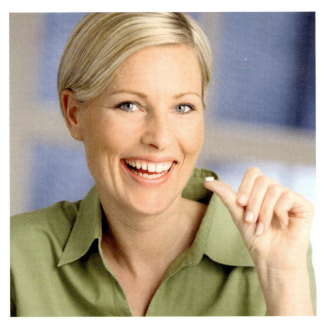

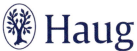

Inhalt

Schüßler-Salze auf Erfolgskurs

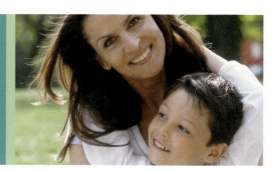

Was sind Schüßler-Salze?	10
Wie wirken Schüßler-Salze?	14
▎ Weniger ist mehr	15
▎ Auch die Ernährung ist wichtig	15
▎ Potenzierung macht die Salze erst wirksam	18
▎ Regelpotenzen der Schüßler-Salze	19
Wie werden Schüßler-Salze eingenommen?	20
▎ Dosierung der Schüßler-Salze	20
▎ Kann man Schüßler-Salze kombinieren?	23
▎ Was müssen Allergiker beachten?	25
Das können Schüßler-Salze	26
▎ Wo haben Schüßler-Salze ihre Grenzen?	27

Die Welt der Schüßler-Salze

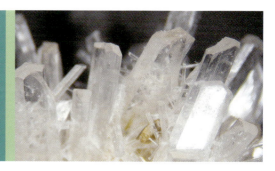

Schüßler-Salze im Überblick	30
Nr. 1: Calcium fluoratum – das stabilisierende Salz	32
Nr. 2: Calcium phosphoricum – das Knochensalz	35
Nr. 3: Ferrum phosphoricum – für das Immunsystem	40

4

Inhalt ▶

Nr. 4: Kalium chloratum – für Drüsen und Schleimhäute	45	Nr. 9: Natrium phosphoricum – das Stoffwechselsalz	68
Nr. 5: Kalium phosphoricum – das Salz für die Nerven	49	Nr. 10: Natrium sulfuricum – das Salz für die Ausscheidung	71
Nr. 6: Kalium sulfuricum – das Salz für die Entgiftung	55	Nr. 11: Silicea – das Bindegewebsmittel	75
Nr. 7: Magnesium phosphoricum – das Krampf- und Schmerzmittel	60	Nr. 12: Calcium sulfuricum – das Salz für eitrige Prozesse	78
Nr. 8: Natrium chloratum – der Flüssigkeitsregulator	64	Die Ergänzungsmittel	80

Der Weg zum richtigen Salz

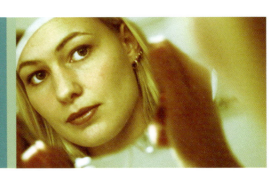

Die Antlitzdiagnose	84	Fragen und Antworten	98
So finden Sie Ihren Typ	86	▌ Muss jeder Typ immer seine Salze nehmen?	98
▌ Der Sulfat-Typ	92	▌ Und wenn das Salz nicht hilft?	98
▌ Der Phosphat-Typ	93	▌ Was tun bei Therapieblockaden?	100
▌ Der Chlorid-Typ	95		
▌ Der Silicea-Typ	96		
▌ Der Fluorid-Typ	96		
▌ Mischtypen	97		

5

Inhalt

Anwendungen und Kuren

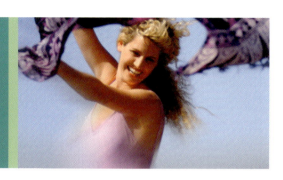

Grippale Infekte	104
▪ Behandlung mit Schüßler-Salzen	104
Schüßler-Salze gegen Schmerzen	112

Kuren	114
▪ Entgiftung, Entsäuerung und Entschlackung	114
▪ Stärkung der Abwehrkräfte	115
▪ Kuren für die Schönheit	117
▪ Gut durch die Wechseljahre	120

Welches Salz bei welcher Krankheit?

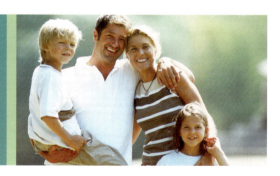

Wegweiser zum richtigen Salz	124
Literatur	152

Register	153

Zu diesem Buch

Bei meinen zahlreichen Vorträgen und Schulungen werde ich immer wieder gefragt, ob es ein Buch über Schüßler-Salze gibt, in dem man all das nachlesen kann, was ich über Schüßler-Salze zu erzählen weiß. Dabei ist die Frage, die ich am häufigsten gestellt bekomme: „Wie finde ich das richtige Salz?" Eigentlich ist das gar nicht schwer, wenn Sie wissen, worauf Sie achten müssen. Ich habe die Antlitzdiagnostik für Akutfälle immer etwas verwirrend gefunden. Deshalb habe ich sie vereinfacht und eine neue „Typenlehre" entwickelt, die Ihnen den Umgang mit Schüßler-Salzen erleichtert. Im letzten Kapitel finden Sie einen „Fahrplan", damit Sie im Krankheitsfall schnell und sicher das oder die richtigen Salze finden.

Mein Bestreben war es, Ihnen, liebe Leser, diese Methode einfach und praktisch nahe zu bringen. Damit dieses Buch entstehen konnte, bin ich mal wieder auf meine Lieblingsinsel Elba geflüchtet. Ein Teil dieses Buches ist aber auch in Sörenberg in der Schweiz

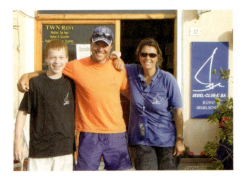

▲ Mein Sohn Matteo mit seinen Segellehrern – in der Mitte übrigens ein lupenreiner Sulfat-Typ (siehe Seite 92).

entstanden, wo ich Dank meiner Schwester Claudia, meines Schwagers Günter und meiner Skifreunde Hildi und Bruno ein erholsames Rahmenprogramm hatte.

Nun hoffe ich, dass dieses Buch Ihnen die „Schüßlerei" näher bringt und dass es Ihnen ein guter Begleiter wird.

Ihre *Sabine Wacker*

Mannheim, den 11. April 2006

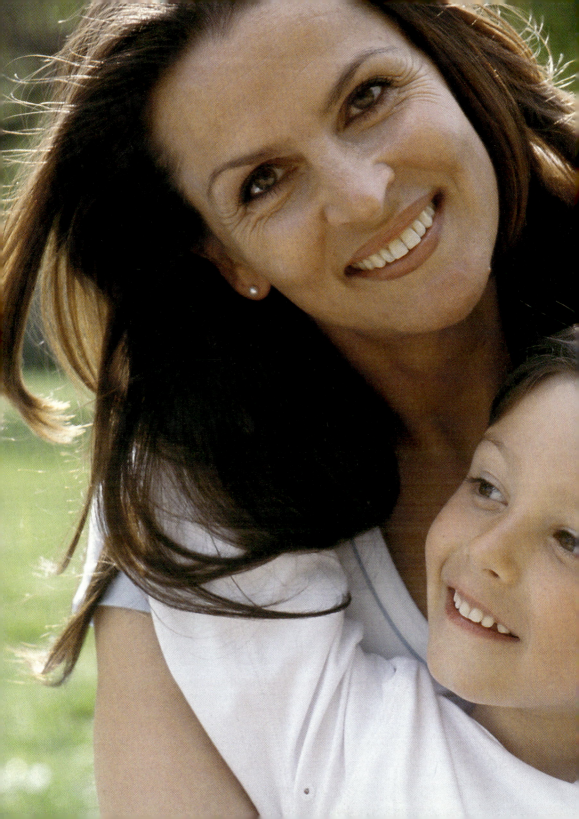

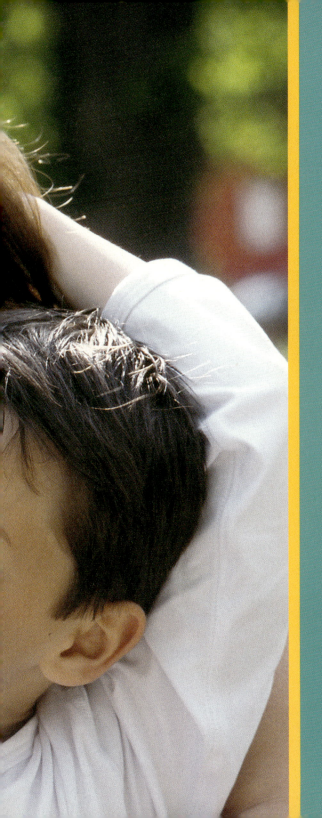

Schüßler-Salze auf Erfolgskurs

Mehr als 130 Jahre ist sie alt – die Erfolgsgeschichte der Schüßler-Mineralstoffe. Schüßler-Salze erfüllen alle Erwartungen, die man an ein modernes Therapieverfahren stellt: Therapie mit Schüßler-Salzen ist überschaubar, risikolos und dabei sehr wirkungsvoll.

Schüßler-Salze auf Erfolgskurs

Was sind Schüßler-Salze?

Schüßler-Salze sind körpereigene Mineralstoffe,
die nach homöopathischen Regeln hergestellt werden.

Dr. Schüßlers inzwischen weltberühmtes Therapieverfahren ist auch unter anderen Namen bekannt: Biochemie nach Dr. Schüßler, Mineralsalztherapie nach Dr. Schüßler, Schüßler-Salz-Therapie oder Therapie mit biochemischen Funktionsmitteln. Meine Freundin Hedel, inzwischen 86 Jahre alt, nennt es die „Schüßlerei" und kuriert ihre kleinen Wehwehchen seit vielen Jahren erfolgreich damit.

▌ Schüßler-Mineralstoffe sind
   apothekenpflichtig.

Es gibt 12 Mineralsalze nach Dr. Schüßler, die biochemischen Funktionsmittel Nr. 1 bis Nr. 12. Jedes Mittel hat dabei ein bestimmtes Einsatzgebiet, das sich aus dem Vorkommen des Salzes im Organismus ableitet. So wirken die Calciumsalze auf Knochen, Knorpel, Zähne und Gelenke und die Phosphorsalze gemäß des hohen Phosphorgehaltes der Nervengewebe auf die Nerven. Nach Schüßlers Tod haben Therapeuten zwölf weitere Mineralsalze gefunden, die sie als „Ergänzungsmittel" bezeichnet haben: die Mittel Nr. 13 bis

GUT ZU WISSEN

Mineralsalze – lebenswichtig für die Gesundheit

Mineralsalze sind chemische Verbindungen, die in allen Organen, Geweben, Körperflüssigkeiten, in der Haut, im Bindegewebe, in den Knochen und im Nervengewebe vorkommen und dort lebenswichtige Aufgaben erfüllen. Etwa 3,5 kg davon befinden sich im menschlichen Organismus. Sie sind wichtige Ausgangsstoffe für alle körperlichen Funktionen. Ob wir uns bewegen, ob wir denken oder ob wir gerade verdauen – wir verbrauchen dabei Mineralstoffe. Deshalb müssen wir sie täglich über die Nahrung zuführen. Von manchen, wie beispielsweise Kalium und Natrium, brauchen wir sehr viel, weshalb sie Mengenelemente genannt werden. Andere Mineralstoffe, wie Eisen und Zink, finden sich nur in sehr geringen Mengen in unserem Körper. Sie werden daher Spurenelemente genannt und sind in größeren Mengen sogar giftig. Für gesunde körperliche Funktionen ist es wichtig, dass die entsprechenden Mineralstoffe in der für den Körper optimalen Menge vorhanden sind: nicht zu viel und nicht zu wenig.

Was sind Schüßler-Salze?

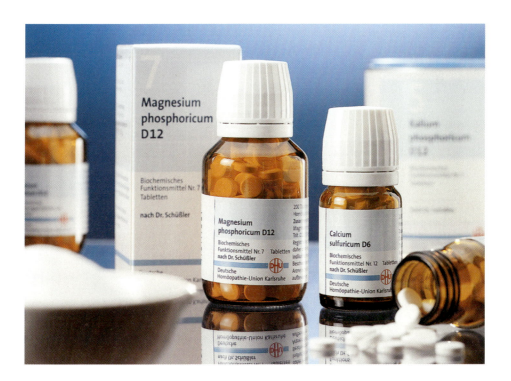

Nr. 24. Die Mittel werden als „Salze" bezeichnet und sind in Tablettenform im Handel.

- Von der Deutschen Homöopathie-Union gibt es die „Schüßler-Salze" in Packungen zu 80, 200 und 1000 Tabletten. Die Mittel 1 bis 11 sind auch in Salbenform erhältlich, demnächst auch das Mittel Nr. 12.

Die originalen Schüßler-Salze sind zwar apothekenpflichtig, sie sind aber auch übers Internet und aus Holland und anderen Ländern zu beziehen. Diese Produkte unterliegen nicht unseren strengen deutschen Qualitätskontrollen, ich rate daher vom Kauf und Gebrauch dieser „Billigprodukte" ab.

Schüßler-Salze sind bei bestimmungsgemäßem Gebrauch völlig ungefährlich und frei von Nebenwirkungen. Das heißt nicht, dass sie eine ärztliche Diagnosestellung und eine daraus resultierende Therapie immer ersetzen. Bei anhaltenden, unklaren oder neu auftretenden Beschwerden sollten Sie daher sicherheitshalber einen Arzt Ihres Vertrauens aufsuchen.

Schüßler-Salze auf Erfolgskurs

Die Geschichte der Schüßler-Salze

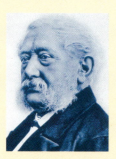

Dr. Wilhelm Schüßler wurde am 21. August 1821 in Bad Zwischenahn geboren, er lebte und arbeitete bis zu seinem Tod 1898 als Arzt in Oldenburg. Er studierte Humanmedizin in Paris, Berlin und Gießen. Erst nach seinem Staatsexamen (1857) legte er in Oldenburg das Abitur mit „sehr gut" ab. Noch im selben Jahr ließ er sich dort als praktischer Arzt nieder. Er erlernte die Homöopathie im Sinne Hahnemanns und arbeitete zunächst als Homöopath. Durch viele Veröffentlichungen trug er zur Verbreitung der Homöopathie bei.

Suche nach einer einfachen Therapie

Mit seinem ausgeprägten Forschergeist suchte Dr. Schüßler schon bald nach einem Therapieverfahren, das einfacher zu handhaben sein sollte als die Homöopathie. „Eine scharf begrenzte Therapie zu schaffen, ist seit langer Zeit mein Bestreben gewesen" – so Dr. Schüßler. Bei seiner Suche nach einem solch abgekürzten Verfahren begegnete er den vielfältigen Forschungen seiner Zeit: Im 19. Jahrhundert zog die Technik langsam in die Medizin ein – wie beispielsweise das Mikroskopieren. Damit eröffnete sich den Forschern die Welt der Zellen, der Viren und der Bakterien. So rückte die Zelle sowie ihre Versorgung mit Mineralstoffen in den Mittelpunkt des Interesses. Der holländische Physiologe Jakob Moleschott (1822–1893) erforschte die Bedeutung der anorganischen Mineralsalze für den Organismus. In seinem Werk „Kreislauf des Lebens" von 1852 schreibt er unter anderem: „Der Bau und die Lebensfähigkeit der Organe sind durch die notwendigen Mengen an anorganischen Bestandteilen bedingt." Von ihm stammt die Aussage: „Ohne Phosphor kein Gedanke". Ein anderer Forscher zu Schüßlers Zeit war Rudolf Virchow (1821–1902), der an der Berliner Charité als Professor tätig war. Rudolf Virchow begründete 1858 die so genannte Cellular-Pathologie. Seine Kernaussagen waren: „Die Zelle ist die kleinste Einheit menschlichen Lebens" und „Die gestörte Funktion der Zelle führt zur Krankheit". Damit legte Rudolf Virchow den Grundstein für die Denkweise der Medizin des 20. Jahrhunderts, indem er die Zelle und ihre Stoffwechselvorgänge ins Zentrum des Forschungsinteresses rückte. Wilhelm Schüßler sah wie Virchow in der „Erregbarkeit" der Zelle die Ursache von Gesundheit und Krankheit.

Verbesserung der Mineralsalzversorgung

Angeregt durch die Forschungen Virchows und Moleschotts suchte Wilhelm Schüßler nach einem Verfahren, das die Mineralsalzversorgung der Zellen verbessern kann. Um herauszufinden, welche Mineralstoffe in welchen Organen und Geweben vorhanden sind, untersuchte er die Asche von

Die Geschichte der Schüßler-Salze ◀

Verstorbenen. So fand er im Verlauf seiner Arbeiten heraus, dass es in erster Linie 12 chemische Verbindungen – Mineralsalze – sind, die im menschlichen Organismus die lebenswichtigen Funktionen erfüllen. Dass beispielsweise Calciumphosphat Hauptbestandteil der Knochen ist, dass sich Eisen in Form von Eisenphosphat in den Muskeln befindet und das Blut auf Eisen angewiesen ist, dass die Muskeln Magnesium brauchen und die Nervenzellen Phosphor – all das erscheint uns heute selbstverständlich. Im 19. Jahrhundert waren das völlig neue Erkenntnisse.

Weniger ist mehr!

Schüßlers Pioniergeist zeigte sich aber darin, wie er diese Erkenntnisse in eine geeignete Therapieform brachte. Das bloße Wissen darüber, welches Mineral für welches Organ wichtig ist, führt noch nicht zur richtigen Therapie. So denken heute noch die meisten Menschen, leider auch viele Ärzte und Heilpraktiker: „Der Muskel braucht Magnesium – ich nehme eine Magnesiumtablette, dann ist er versorgt." Sie übersehen dabei einen ganz wichtigen Aspekt: Hochkonzentrierte Mineralsalze werden vom Körper zwar aufgenommen, gelangen so aber nicht oder nur unzureichend in die Zellen hinein. Auf diese Weise muss unverhältnismäßig viel zugeführt werden, damit die Versorgung der Zellen gesichert ist. Ein Beispiel dafür sind Eisenpräparate. Sie müssen lange eingenommen werden und haben Nebenwirkungen wie Magenschmerzen und Verstopfung – nicht so, wenn man Eisen in Form von Eisenphosphat als Schüßler-Salz einnimmt.

Wilhelm Schüßler ging davon aus, dass es einen pathogenen, also einen krank

machenden Reiz gibt, der den Übertritt der Mineralsalze aus der Nahrung in die Zellen blockiert. Heute wissen wir, dass die Zellwände mit Membranen, Rezeptoren und „Pumpen", wie Protonen- und Kalium-Natrium-Pumpen, ausgestattet sind, die nur für bestimmte Stoffe durchlässig sind und bei Krankheiten zu viele oder zu wenig Stoffe durchlassen. Im Falle einer Krankheit werden dann auch die mit der Nahrung aufgenommenen Mineralien nicht mehr durchgelassen und damit nicht aufgenommen. Es gibt eine Reihe von Medikamenten, die in ihrer Wirkung an Rezeptoren und Pumpen ansetzen. Dieses Wissen existierte zu Schüßler's Zeiten noch nicht. Mit seiner Aussage vom pathogenen Reiz war er damit seiner Zeit weit voraus.

Dr. Schüßlers Ziel war es nun, mit einem einfachen und überschaubaren Therapieverfahren die Mineralienverteilung im Körper wieder ins Lot zu bringen. Die 12 von ihm gefundenen lebenswichtigen Mineralsalze bildeten einen solchen überschaubaren Rahmen. Die Frage war, in welcher Form sie in das Innere der Zelle gelangen können. Die Zellforschungen lieferten auch Erkenntnisse darüber, in welchen Konzentrationen die Mineralien sich in den Zellen und in den Zellflüssigkeiten befinden. Schüßler ging davon aus, dass es für die Zelle möglich sein wird, ein Mineral in einer Konzentration aufzunehmen, die der Konzentration in der Zelle entspricht. Er forderte eine hochmolekulare Verteilung der Mineralstoffe – wie sie in homöopathischer Zubereitung zu finden ist –, um die Mineralien „aufzuschließen". Die geringe Molekülgröße der Mineralien in der homöopathischen Zubereitung erschien Dr. Schüßler optimal. Und seine Erfolge gaben und geben ihm bis heute Recht.

Schüßler-Salze auf Erfolgskurs

Wie wirken Schüßler-Salze?

Dr. Schüßler ging davon aus, dass Krankheiten dann entstehen, wenn der Mineralstoffhaushalt der Zellen gestört ist.

Obwohl Dr. Schüßler das Prinzip seiner Therapie erklärt hat, gibt es bis heute viel Unverständnis darüber. Viele Menschen gehen davon aus, dass bei Krankheiten den Zellen ein bestimmtes Mineral *fehlt*, das dann in entsprechender Menge gegeben werden muss. Das hat Dr. Schüßler nie behauptet. Er ging davon aus, dass Krankheiten dann entstehen, wenn der Mineralstoffhaushalt der Zellen gestört ist. Je nach Art der Störung entstehen – laut Schüßler – bestimmte Symptome und Krankheiten.

■ Nicht der Mineralstoff*mangel* ist entscheidend für die gesundheitlichen Probleme, sondern die Störungen im Mineralienstoffwechsel, was zu einer *Fehlverteilung* der Mineralien führt.

So äußert sich die Fehlverteilung von Magnesium beispielsweise in Krämpfen, die in bestimmten Intervallen auftreten. Die Fehlverteilung von Natriumchlorid zeigt sich in einem gestörten Wasserhaushalt: Man neigt zu Wasseransammlungen oder zu Wasserverlust – hat beispielsweise Fließschnupfen oder trockene Schleimhäute. Alle 12 Schüßler-Salze weisen typische Symptome ihrer jeweiligen Fehlverteilung auf.

Das Prinzip der Therapie mit Schüßler-Salzen

Dr. Schüßlers Therapie zielt darauf ab, die Mineralien im Körper durch Gabe bestimmter Mineralienzubereitungen wieder richtig zu verteilen. Durch die Gabe der passenden Mittel verschwinden die Krankheitssymptome oft in kürzester Zeit. Durch ein spezielles Herstellungsverfahren gelang es Dr. Schüßler, die Mineralien so aufzuschließen, dass sie gut aufgenommen und verwertet werden können.

Seine Mineralsalze nannte Dr. Schüßler biochemische Funktionsmittel, weil sie die Funktionen des menschlichen Organismus verbessern, wenn Störungen oder Krankheiten aufgetreten sind. Heute ist vieles, was Dr. Schüßler damals mit einfachen Mitteln herausfand, wissenschaftlich belegt – beispielsweise, dass Phosphor in allen Nervenzellen und Nervengeweben gefunden wird und für deren Funktionsfähigkeit wichtig ist. Auch die immense Bedeutung der optimalen Mineralienversorgung ist heute erwiesen.

Wie wirken Schüßler-Salze? ▶

Weniger ist mehr

Das Besondere an Schüßlers Methode war nun, dass er die körpereigenen Mineralsalze in kleinsten Mengen – in homöopathischen Zubereitungen – verabreichte und genau damit seine zahlreichen Erfolge erzielte. Wie kann das gehen, werden Sie vielleicht fragen, weiß doch jeder, dass wir bestimmte Mengen an Mineralstoffen pro Tag benötigen. Schüßler hat sich 1874 in seinem Hauptwerk „Eine abgekürzte Therapie – Anleitung zur biochemischen Behandlung von Krankheiten" dazu geäußert. Er sprach davon, dass Körperzellen, wenn sie einem so genannten „pathogenen Reiz" – einem krank machenden Reiz – ausgesetzt sind, nicht mehr in der Lage sind, die Mineralstoffe aus der Nahrung aufzunehmen, weil die Molekularbewegung der Mineralsalze gestört ist. Die Mineralien können dann die Zellmembran nicht mehr durchdringen, und es kommt zu einer „Fehlverteilung" von Mineralstoffen im Körper, so Schüßler. Und genau hier liegt die Bedeutung der Schüßler-Salze: Durch die homöopathische Aufbereitung erreichen diese lebenswichtigen Mineralsalze etwa Molekülgröße und können so die Zellwandbarriere durchdringen und in das Innere der Zelle gelangen. Die Bewegung der Moleküle – der kleinsten Einzelbestandteile der Salze – wird auf diese Weise angeregt. So wird der unterbrochene Kontakt zwischen Zelle und umliegendem Gewebe wieder hergestellt, wodurch es nun auch den Mineralsalzen aus der Nahrung ermöglicht wird, besser aufgenommen zu werden.

Auch die Ernährung ist wichtig

Das ist besonders deshalb von Bedeutung, weil immer mehr Menschen eine gestörte Mineralienaufnahme haben. Ich habe diese Thematik bereits in meinen früheren Büchern „Allergien – endlich Hilfe durch Basenfasten" und „Basenfasten plus" ausgeführt. Hier noch einmal kurz zusammengefasst: Eigentlich sollten wir unsere Nährstoffe, auch die Mineralien, durch unsere Nahrung erhalten. Die Voraussetzungen dafür sind:

- Dass die Nahrung die Nährstoffe, die wir brauchen, auch enthält. In Fastfood sind aber deutlich weniger Mineralien als in Frischkost.
- Dass wir nicht mehr Vitalstoffe verbrauchen, als die tägliche Nahrung uns liefert. Aber Stress, stundenlange

15

PC-Arbeit, Genussgifte wie Zigaretten, Alkohol und Kaffee erhöhen den Vitalstoffbedarf enorm.

▎ Dass unser Körper – und vor allem unser Darm – in der Lage ist, diese Nährstoffe auch aufzunehmen. Viele Menschen, vor allem Allergiker, haben jedoch eine geschädigte Darmschleimhaut, weshalb Mineralien und andere Nährstoffe nicht mehr gut aufgenommen werden können.

▎ Dass unser Körper die aufgenommenen Nährstoffe auch an die zuständigen Orte (Zellen, Organe, Gewebe) transportieren kann.

Hier liegt nun das Problem: Viele Menschen sind nicht mehr in der Lage, Nährstoffe, auch die lebenswichtigen Mineralien, aufzunehmen, obwohl sie in der Nahrung enthalten sind. Geschäftstüchtige Menschen behaupten, unsere Lebensmittel enthalten nicht mehr genügend Vitamine und Mineralien, weshalb wir nun alle hoch konzentrierte, angeblich natürliche Produkte für viel Geld kaufen sollen, damit wir noch optimal versorgt sind – frei nach dem Motto: viel hilft viel.

Da leben wir in einer Überflussgesellschaft und haben Angst vor Mangelerscheinungen? Darüber kann man doch nur lachen. Klar ist bekannt, dass die Überdüngung der Böden diese auslaugt und den Vitalstoffgehalt der darauf angebauten Nahrungsmittel vermindert. Auch, dass „raffinierte" Nahrungsmittel weniger Mineralstoffe, Vitamine und bioaktive Stoffe enthalten. Doch wer zwingt Sie, diese Nahrungsmittel zu essen? Gesunde Ernährung ist mein Lieblingsthema – das wissen die Leser meiner bisherigen Bücher. Und das gilt auch, wenn ich Ihnen hier die Vorzüge der Schüßler-Salze erläutere. Wenn Sie sich vollwertig mit einem hohen Anteil an frischem Obst, Gemüse, Kräutern und Sprossen ernähren, können Schüßler-Salze optimal wirken. Davon abgesehen gibt es Lebensphasen, in denen die Zufuhr von Vitaminen und Mineralien in Tablettenform notwendig werden kann. Solche Lebensphasen sind:

Hinweis

Schüßler-Salze sind keine Nahrungsergänzungsmittel!

Schüßler-Salze sind körpereigene Mineralstoffe, die durch ihre besondere Herstellungsweise den Mineralstoffwechsel verbessern. Es sind keine nahrungsergänzenden Mineralstoffpräparate, wie es sie in jedem Supermarkt zu kaufen gibt. Im Gegenteil: Die Nahrung liefert die notwendigen Mineralstoffe, und Schüßler-Salze sorgen dafür, dass sie dort ankommen, wo sie gebraucht werden.

Wie wirken Schüßler-Salze?

- Schwangerschaft, Stillzeit
- Krankheiten wie chronisch-entzündliche Darmerkrankungen, Krebs, Leberzirrhose und vergleichbare schwere Erkrankungen.

In solchen Ausnahmefällen ist es empfehlenswert, Vitamine und Mineralstoffe in grob stofflicher Form, das heißt als handelsübliche Vitamin- und Mineralstoffpräparate, einzunehmen – und zusätzlich die entsprechenden Schüßler-Salze.

Doch das große Volksleiden, der angebliche Mangel an Vitaminen und Mineralien, ist eigentlich die Folge der Fehlverteilung im Körper, wie Dr. Schüßler es genannt hat. Es sind die Früchte unserer Überflussgesellschaft, die uns diesen „Mangel" bescheren.

Achtung
Das führt zur Fehlverteilung von Vitalstoffen

- Fehlernährung (Junkfood, Säurebildner, raffinierte Lebensmittel)
- Nahrung aus überdüngten Böden und von überzüchteten Tieren
- Gestörte Darmschleimhaut (bei Allergien und anderen chronischen Erkrankungen)
- Elektrosmog
- Stress
- Gifte wie Nikotin, Alkohol, Koffein

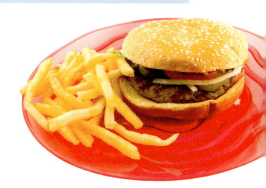

Störungen im Mineralhaushalt machen krank

Die negativen Einflüsse auf unseren Stoffwechsel, die zur Fehlverteilung von Vitalstoffen führen, sind vielleicht das, was Schüßler als „pathogenen Reiz", also als krank machenden Reiz bezeichnet hat. Er selbst hat sich nicht dazu geäußert, wie so ein pathogener Reiz aussieht. Doch wir wissen heute, dass die genannten Faktoren krank machende Reize darstellen. Zu Schüßlers Zeiten hat es sicher andere krank machende Faktoren gegeben – waren doch die Auslaugung der Böden und Elektrosmog vor 130 Jahren noch kein Thema.

Störungen im Mineralstoffhaushalt der Zelle führen zu Krankheiten. Die meisten dieser Krankheiten lassen sich jedoch mit nur 12 Mineralstoffen, den biochemischen Funktionsmitteln, behandeln.

GUT ZU WISSEN

17

Schüßler-Salze auf Erfolgskurs

Potenzierung macht die Salze erst wirksam

Die Zufuhr der Mineralsalze muss in aufgeschlossener Form, das heißt in hochmolekularer Verteilung und in kleinsten Dosen erfolgen, damit der empfindliche Zellenkomplex empfänglich wird für den Mineralstoff. Die Potenzierung entsprach für Dr. Schüßler der von ihm geforderten hochmolekularen Verteilung.

▌ Den Begriff der Potenzierung kennt der eine oder andere Leser möglicherweise aus der Homöopathie. Es handelt sich dabei um ein Aufschlussverfahren, durch das die beabsichtigte arzneiliche Wirkung verstärkt wird.

Das Potenzieren der Schüßler-Salze geschieht in 10er-Schritten – man spricht von Dezimalpotenzen. Rein äußerlich erscheint es dem Betrachter, als handle es sich dabei um eine Verdünnung. Um eine D1 zu erreichen, wird 1 Teil des Ausgangsstoffes, beispielsweise Natriumchlorid, mit 9 Teilen Milchzucker eine bestimmte Zeit lang verrieben. Nimmt man von der D1-Verreibung wieder 1 Teil und verreibt es mit 9 Teilen Milchzucker, dann erhält man D2 usw.

„Da ist ja kaum noch Substanz drin, das kann nicht wirken", so die Kritiker. Potenz bedeutet aber Kraft – wie jeder weiß. Dabei geht es hier weniger um

messbare Mengen als vielmehr um Impulse. Die Impulse bestimmen, ob die Vorgänge in unserem Stoffwechsel richtig ablaufen. Stimmen sie, dann können auch die aufgenommenen Nahrungsmittel und die Mineralien optimal verwertet werden. Dr. Schüßler hat richtig erkannt, dass das Potenzieren ein Aufschlussverfahren ist, wodurch die Molekularbewegung angeregt wird, weil die von ihm verwendeten Potenzen etwa den Mineralsalzkonzentrationen der Zelle entsprechen.

Dr. Schüßler dazu: „Der Gehalt *einer* Zelle an Mineralstoffen ist verschwindend klein. Durch Wägung, Messung und Berechnung hat der Physiologe C. Schmidt ermittelt, dass eine Blutzelle etwa den billionsten Teil eines Gramms Chlorkalium (Kaliumchlorid) enthält. Der billionste Teil eines Gramms entspricht der 12. Dezimalpotenz." (Aus: „Eine abgekürzte Therapie")

Hier wird deutlich, dass Dr. Schüßler die Potenzierung nicht willkürlich betrieben, sondern sich, anlehnend an Forschungsergebnisse seiner Zeit, Gedanken zu einer optimalen Darreichungsform der Mineralstoffe gemacht hat.

▌ Dr. Schüßler: „Jedes biochemische Mittel muss so verdünnt sein, dass die Funktionen gesunder Zellen nicht

Wie wirken Schüßler-Salze?

gestört werden, vorhandene Funktionsstörungen ausgeglichen werden."

Er experimentierte zunächst mit den Potenzen D1 bis D30. Als er seine Therapie erstmals bekannt machte, hatte er sich zunächst für die 12., 24. und 60. Dezimalpotenz entschieden. Ab etwa 1880 empfahl er die 6. oder die 12. Dezimalpotenz. Heute sprechen wir von „Regelpotenzen".

Regelpotenzen der Schüßler-Salze

Erfahrungsgemäß wirken Schüßler-Salze am besten in den dafür vorgesehenen Regelpotenzen. Wenn Sie die Schüßler-Salze gerade erst kennen lernen, empfehle ich Ihnen, erst einmal die Regelpotenzen zu verwenden. Wenn Sie sich länger und intensiver damit beschäftigen, werden Sie langsam ein Gespür dafür bekommen, wie die unterschiedlichen Potenzen wirken.

Die Potenz D12 gilt für die Schüßler-Salze Nr. 1 (Calcium fluoratum), Nr. 3 (Ferrum phosphoricum) und Nr. 11 (Silicea). Für alle übrigen Salze gilt D6 als Regelpotenz. In der Apotheke bekommen Sie die Original Dr. Schüßler-Salze in den Potenzen D3, D6 und D12.

Wenn Sie gerade erst mit der „Schüßlerei" beginnen, dann rate ich Ihnen, zunächst einmal mit den Regelpotenzen anzufangen. Sie können damit nichts falsch machen. Im Zweifelsfall wirkt das Salz nicht, weil es nicht die passende „Aufschlussgröße" hat, und Sie müssen sich fachkundigen Rat einholen. Ich selbst gehe da eher intuitiv vor, teste aber zur Sicherheit für die Patienten die passende Potenz mit der Mora-Methode aus (ähnlich der Elektro-Akupunktur).

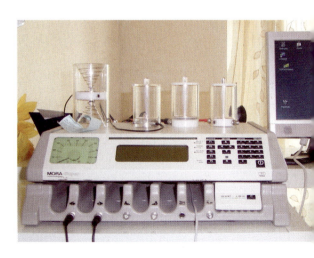

▲ Mit der Mora-Methode wird die Potenz des Schüßler-Salzes ausgetestet.

19

Schüßler-Salze auf Erfolgskurs

Wie werden Schüßler-Salze eingenommen?

Da jeder Mensch anders auf die Schüßler-Salze anspricht, sollten diese stets nach individuellen Gesichtspunkten dosiert werden.

Wenn Sie fünf Ärzte oder Heilpraktiker fragen, wie viele Tabletten der Schüßler-Salze Sie pro Tag einnehmen sollen, dann bekommen Sie wahrscheinlich fünf verschiedene Antworten. Die Dosierungsempfehlungen reichen von 3-mal 1 Tablette täglich bis 150 Tabletten pro Tag. Das ist für einen „Anfänger" sehr verwirrend. Kürzlich kam eine Patientin zu mir, die zuvor bei einer Kollegin war, um sich ihre passenden Schüßler-Salze verordnen zu lassen.

Die Kollegin kam zum Schluss, ihr „fehlten" alle 12 Salze, und verkaufte ihr diese gleich – ca. 150 Stück müsse sie pro Tag nehmen, um die fehlenden Salze aufzufüllen. Die Kunst der Diagnostik (siehe auch Seite 84) besteht aber nun gerade darin, sich auf eines oder wenige Mittel zu beschränken, die besonders auffallen …

▮ Alle 12 Salze zusammen zu nehmen, macht keinen Sinn!

Dosierung der Schüßler-Salze

Natürlich erhalten Sie auch in diesem Buch Dosierungsempfehlungen. Ich werde Ihnen meine Einnahmeempfehlungen aber so begründen, dass Sie danach in der Lage sind, sich selbst ein Urteil zu bilden. Dazu Dr. Schüßler:

▮ „Die Dosis darf eher zu klein als zu groß sein. Ist sie zu klein, so führt die Wiederholung derselben zum Ziele; ist sie zu groß, so wird der beabsichtigte Zweck ganz verfehlt. In akuten Fällen nehme man stündlich oder

zweistündlich, in chronischen drei- bis viermal täglich ein erbsengroßes Quantum von der Verreibung, entweder trocken oder in einem Teelöffel voll Wasser gelöst."

Nun könnten Sie sagen: Ja, das galt zu Schüßlers Zeiten. Heute brauchen die Menschen eine höhere Dosierung. Unterschätzen Sie Dr. Schüßler nicht. Er war in vieler Hinsicht sehr vorausschauend und hatte auch im Hinblick auf die Dosierung recht. Ich kann das aus mei-

Wie werden Schüßler-Salze eingenommen?

ner langjährigen Erfahrung nur bestätigen. Damit Sie ganz sicher gehen, dass Sie mit Ihren Dosierungen richtig liegen, habe ich das Kapitel „Der Weg zum richtigen Salz" (ab Seite 84) verfasst. Dort finden Sie meine vereinfachten Typenbeschreibungen: Sulfat-, Phosphat-, Chlorid-, Fluorid- und Silicea-Typ. Meiner Erfahrung nach reagieren Phosphat- und Silicea-Typen bereits auf niedrigste Mengen der Schüßler-Salze, eine Tablette genügt meistens. So habe ich mit einer Gabe von nur einer Tablette

Silicea D12 pro Tag – 3 Tage lang – eine Nasennebenhöhlen-Vereiterung in den Griff bekommen. Die Patientin kam zu mir, als die Entzündung akut war. Sie war ein Silicea-Typ und hat so sensibel reagiert, dass Wochen später, bei einem erneuten Aufflackern der Symptome, eine Tablette Silicea reichte, um die Nasennebenhöhlen-Entzündung gar nicht erst ausbrechen zu lassen. Dagegen brauchen Sulfat- und Chlorid-Typen meist eine höhere Dosierung – da können schon mal 3- bis 5-mal 2 Tabletten

Dosierungsempfehlungen zu Schüßler-Salzen

Im akuten Fall

Alle 15–30 Minuten (Kinder alle Stunde) 1 Tablette im Mund zergehen lassen. Akut heißt: Diese Dosierung gilt für 1 bis maximal 2 Tage.

Ausnahme: das Mittel Nr. 7 (Magnesiumphosphat). Dies wird in akuten Fällen als „Heiße Sieben" genommen: 10 Tabletten (für Kinder 5) werden in einer Tasse frisch abgekochtem Wasser (Quellwasser) aufgelöst und in kleinen Schlückchen getrunken. Faustregel: Alle 10 Minuten einen Schluck trinken und gut einspeicheln.

Im chronischen Fall

3-mal täglich 1–2 Tabletten im Mund zergehen lassen; bei Kindern, je nach Alter, entsprechend weniger. Säuglinge sollten nur eine halbe Tablette pro Tag aufgelöst bekommen. Diese Dosierung kann für mehrere Woche gelten.

Die genannten Empfehlungen sind Grundempfehlungen, von denen Sie im Einzelfall, besonders bei sensiblen Personen, abweichen können. Auch bei Kindern ist es wichtig, zu sehen, wie sensibel das Kind gewöhnlich reagiert. So können Sie einem robusten 12-Jährigen durchaus die Erwachsenendosierung geben.

Kinder unter 12 Jahren sollten maximal 3-mal 1 Tablette bekommen. Ausnahme ist hier im Akutfall die Gabe von 5 in heißem Wasser aufgelösten Tabletten.

Kinder unter 6 Jahren kommen in der Regel mit 1–2 Tabletten täglich aus.

Bei der Beschreibung der einzelnen Salze finden Sie auch spezielle Einnahmeempfehlungen.

GUT ZU WISSEN

21

nötig sein. Die Ansprechbarkeit auf Schüßler-Salze ist individuell sehr verschieden.

Auch wenn das zunächst kompliziert klingt – es ist eigentlich ganz leicht und mit meinem vereinfachten System schnell zu erfassen. Finden Sie Ihren „Typ" heraus und damit auch, ob Sie eher mehr oder weniger Tabletten brauchen. Und im Zweifelsfall gilt, was Dr. Schüßler sagt:

▌ Lieber mit weniger Tabletten beginnen und erst einmal abwarten, ob die erwünschte Wirkung eintritt. Tritt sie nicht ein, wiederholen Sie die Einnahme noch einmal.

Nun muss man natürlich unterscheiden, ob Sie das Schüßler-Salz aus einem akuten Anlass heraus einnehmen – beispielsweise, weil Sie plötzlich Durchfall haben – oder ob Sie das Salz für ein chronisches Geschehen – beispielsweise gegen seit Jahren bestehende rheumatische Schmerzen – nehmen wollen. Im akuten Fall wird ein Wirkungseintritt innerhalb von wenigen Minuten bis Stunden erwartet. Das Schüßler-Salz wird nur über

eine kurze Zeit – wenige Stunden oder ein Tag – genommen, und die Dosierung kann hier ausnahmsweise auch höher sein. Im chronischen Fall kann sich die Einnahme über Monate hinziehen.

Info

Was ist bei der Einnahme zu beachten?

▌ Experimentieren Sie nie zu lange herum. Wenn sich, besonders bei fieberhaften Erkrankungen und anderen akuten Störungen, nicht in wenigen Stunden eine Besserung abzeichnet, suchen Sie einen Arzt auf!

▌ Grundsätzlich sollen Schüßler-Salze *vor* den Mahlzeiten eingenommen werden.

▌ Es ist ratsam, die Tabletten im Mund zergehen zu lassen, damit die Wirkstoffe optimal von der Mundschleimhaut aufgenommen werden können.

▌ Bei Einnahme der „Heißen 7" lässt man die Arzneilösung die Mundschleimhaut benetzen, bevor die Lösung geschluckt wird.

▌ Für Diabetiker gilt: 40 Tabletten der Original Dr.-Schüßler-Salze entsprechen 1 BE.

Kann man Schüßler-Salze kombinieren?

Manchmal deuten die Anzeichen klar auf ein einziges Mittel hin, dann sollten Sie auch nur dieses einnehmen. Häufig kommen aber zwei oder drei Mittel infrage – aber Vorsicht!

▍ Schauen Sie genau hin, auch auf Ihre aktuellen Symptome. Weniger ist mehr.

Bei akuten Störungen sind ein, maximal zwei Salze notwendig. Bei chronischen Störungen können schon mal vier Mittel gleichzeitig angebracht sein, die dann auch gegeben werden sollten. Bei immer mehr Menschen besteht ein großes Ungleichgewicht in ihrem Mineralienhaushalt, sodass die Gabe mehrerer Salze erforderlich werden kann.

Viele Therapeuten sind der Ansicht, man sollte die Salze nicht mischen. Oft wird auch von der Unverträglichkeit der Salze untereinander gesprochen. Ich habe da so meinen eigenen Stil: Phosphatsalze und Silicea lasse ich zusammen einnehmen, die Sulfate lasse ich getrennt davon einnehmen – das heißt, zeitlich um einige Stunden versetzt. Die Chloridsalze lasse ich gerne allein oder mit den Phosphaten einnehmen. Da ich aber bei jedem Patienten individuell vorgehe, ist dies keine „eiserne" Regel.

Über die Uhrzeiten, zu denen welche Salze besser wirken, gibt es sehr unterschiedliche Meinungen. Ich gebe die Salze Nr. 9 und 11 gerne in der ersten Tageshälfte. Die Sulfatsalze Nr. 6, 10 und Nr. 12 gebe ich lieber in der zweiten Tageshälfte und habe damit sehr gute Erfahrungen gemacht. Auch hier gilt: Jeder Mensch reagiert individuell.

▍ Beobachten Sie, zu welcher Tageszeit Sie Ihre Salze am besten vertragen.

Und denken Sie daran: Im Zweifelsfall ein Salz weniger auswählen: weniger ist mehr.

Kombinationen

▍ In akuten Fällen sollten nur ein, höchstens zwei Salze eingenommen werden.
▍ In chronischen Fällen können bis zu vier, in Ausnahmefällen fünf verschiedene Salze innerhalb eines Tages kombiniert werden.
▍ Es gilt, so wenig wie möglich Salze zu kombinieren.

Schüßler-Salze auf Erfolgskurs

Schüßler-Salze und Homöopathie

Schüßler-Salze und homöopathische Medikamente auseinander zu halten, ist selbst für Therapeuten nicht immer leicht. Kein Wunder, denn Dr. Schüßler war zunächst homöopathischer Arzt und ließ die von ihm gefundenen lebenswichtigen Mineralsalze nach den Regeln der Homöopathie potenzieren. Auch wenn Dr. Schüßler in seinem Buch „Eine abgekürzte Therapie" eine scharfe Trennung zwischen Biochemie und Homoöpathie vollzieht – Tatsache ist, dass einige Stoffe, wie Natriumchlorid und Silicea, auch große homöopathische Heilmittel sind. Der entscheidende Unterschied ist, dass die Mittel nach völlig anderen Gesichtspunkten ausgewählt werden:

▌ Schüßler-Salze werden eingenommen, um vorhandene Mineralstoffwechselstörungen zu beheben. Es werden die Salze verordnet, die auch im Körper vorhanden sind und dort lebenswichtige Aufgaben erfüllen.

▌ Homöopathische Mittel werden eingenommen, um die Selbstheilkräfte des Organismus anzuregen – durch den Heilimpuls, der von einer mineralischen, pflanzlichen oder tierischen Substanz ausgeht.

Damit ist die Homöopathie viel komplizierter, denn es kommen viel mehr Mittel in Frage, die sorgfältig ausgewählt werden

müssen. Aber Dr. Schüßler wollte ein vereinfachtes Verfahren, das dennoch erfolgreich ist. Beide Lehren haben ihre Erfolge und schließen sich nicht gegenseitig aus.

Aber: Wenn Sie sich bereits in klassisch-homöopathischer Behandlung befinden, dann sollten Sie mit Ihrem Therapeuten absprechen, ob Sie Schüßler-Salze dazu nehmen können.

Ich persönlich würde die Therapien nicht mischen. Mein Mann ist klassisch-homöopathischer Arzt, und wir sprechen uns stets ab, wer die Kinder oder die Katze zu Hause behandelt. Es ist, wie das alte Sprichwort sagt: Viele Wege führen nach Rom. Jedoch sollte man sich nur für einen Weg entscheiden, nämlich ob man fliegt oder Auto fährt. Beides gleichzeitig geht nicht.

Erstverschlimmerung?

Bei einigen Schüßler-Salzen kann es vereinzelt zu Beginn der Therapie zur Verstärkung von Krankheitssymptomen kommen. Dabei handelt es sich um Entgiftungsreaktionen, die notwendig sind, damit der Mineralstoffwechsel wieder optimal funktionieren kann. Besonders bei den Salzen Nr. 6, Nr. 8 und Nr. 11 können solche Reaktionen auftreten, wie Kopfschmerzen, Mund- und Körpergeruch sowie Müdigkeit.

Wie werden Schüßler-Salze eingenommen? ◀

Was müssen Allergiker beachten?

Schüßler-Salze enthalten geringe
Mengen an Milchzucker (Laktose) und
noch geringere Mengen an glutenhalti-
ger Weizenstärke. Menschen mit Laktose-Intoleranz oder mit Glutenunverträglichkeit sind daher oft verunsichert,
ob sie Schüßler-Salze trotzdem einnehmen dürfen. Erfahrungsgemäß kommt
es bei bestimmungsgemäßem Gebrauch
der Schüßler-Salze nicht zu Problemen.
Wenn Sie an Laktose-Intoleranz oder an
Glutenunverträglichkeit leiden, können
Sie im Zweifelsfall auf Streukügelchen
oder Tropfen ausweichen. Vom medizi-
nischen Standpunkt aus ist dies aber
wirklich nur in Einzelfällen nötig.

▌ Die „Original Dr.-Schüßler-Salze" mit
den Nummern 1 bis 12 gibt es nur in
Tablettenform oder als Salben.

Wenn Sie Schüßler-Salze in anderen
Darreichungsformen (Streukügel-
chen/Globuli, Tropfen/ Dilution) möchten, müssen Sie dem Apotheker immer
den vollständigen Namen der *Substanz*
nennen, also beispielsweise *Magnesium
phosphoricum* D6 als Tropfen. Wenn Sie
nämlich nur das *Schüßler-Salz Nr. 7* als
Tropfen verlangen, bekommen Sie von
ihm womöglich die Auskunft, dass es
das nicht gibt.

Wissenswertes über Lactose-Intoleranz und Glutenunverträglichkeit

Lactose-Intoleranz
Menschen mit Lactose-Intoleranz fehlt oder
mangelt es an dem Enzym Lactase, mit des-
sen Hilfe Milchzucker verdaut werden kann.
Bei starker Lactose-Intoleranz treten Symptome wie Bauchschmerzen, Blähungen und
Durchfall nach Verzehr von Milch und
Milchprodukten auf.
   Grundsätzlich gibt es die angeborene
und die erworbene Lactose-Intoleranz. Die
erworbene Lactose-Intoleranz tritt häufiger
auf und nimmt wegen des altersabhängi-
gen Lactasemangels im Erwachsenenalter
zu. Angeborene Lactose-Intoleranz ist in
asiatischen Ländern sehr verbreitet.

Glutenunverträglichkeit
Hierbei handelt es sich um Unverträglichkeit von Gluten, ein Protein, das in den
meisten Getreidesorten enthalten ist.
   Als glutenfreie Kost bezeichnet man eine
Kost, die nicht mehr als 20 mg Gluten pro
Tag enthält. Eine Tablette der Original Dr.-
Schüßler-Salze enthält 9,5 mg Weizenstärke, der Glutengehalt beträgt etwa
0,0285 mg. Sie müssten folglich
700 Tabletten (!) pro Tag einnehmen, um
diese Menge zu erreichen. Es gibt aber
Menschen, die sehr kritisch oder extrem
ängstlich sind. Sie können auf Streukügelchen oder Tropfen ausweichen.

GUT ZU WISSEN

Schüßler-Salze auf Erfolgskurs

Das können Schüßler-Salze

Bei ernsthaften chronischen Krankheiten können Schüßler-Salze die Therapie unterstützen, aber nicht ersetzen!

Wie Sie ja bereits wissen, ist die Mineralsalztherapie ein überschaubares und einfaches Verfahren, das sich zu einer beliebten volksmedizinischen Behandlungsmethode entwickelt hat und in jede Hausapotheke gehört. Sie können mit der Mineralsalztherapie nach Dr. Schüßler im Prinzip jede Befindensstörung und jede – vor allem akute – Erkrankung behandeln. Durch schnellen und gezielten Einsatz dieser Salze lässt sich eine Chronifizierung von Krankheiten oft vermeiden.

Auch chronische Erkrankungen sind durch die Schüßler-Therapie behandelbar, setzen aber eine intensive Beschäftigung mit diesem Therapieverfahren voraus. Jedes Salz hat seine spezielle Wirkung, und es bedarf einiger Zeit, bis man das Wesen der 12 Salze erfasst hat.

▪ Schüßler-Salze sind auch in der Schwangerschaft und während der Stillzeit erlaubt, ja sogar empfehlenswert.

Auch für Tiere eignet sich die Therapie mit Schüßler-Salzen hervorragend. Meine Katze Momo freut sich immer, wenn sie von mir eine zerkleinerte Tablette über ihr Essen gestreut bekommt. Bei Tieren müssen Sie andere Dosierungen, je nach Körpergewicht, beachten.

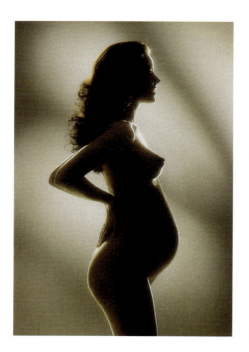

◀ Auch in der Schwangerschaft tun Schüßler-Salze Ihnen und Ihrem Kind gut.

Das können Schüßler-Salze ◀

Im Zweifelsfall und besonders, wenn man mit den eigenen Versuchen nicht weitergekommen ist, sollte ein Arzt oder Heilpraktiker aufgesucht werden.

Als Faustregel gilt: Je länger Ihre Beschwerden schon bestehen, umso schwieriger gestaltet sich die Selbstbehandlung. Diese Faustregel bezieht sich nicht allein auf die Behandlung mit Schüßler-Salzen, sondern auf die Selbstbehandlung als solche. Je nach Art der Gesundheitsstörung sind ein oder zwei bestimmte Mineralsalze nötig, um den Mineralstoffhaushalt wieder zu regenerieren.

Bei akuten Erkrankungen stellt sich der Erfolg meist in wenigen Stunden oder Tagen ein. Bei chronischen Erkrankungen kann die Behandlung Wochen oder Monate in Anspruch nehmen – je nach Art der Störung.

Wo haben Schüßler-Salze ihre Grenzen?

Ganz klar ist das Ziel meines Buches, Sie von dem großen Nutzen der Schüßler-Salze zu überzeugen. Wenn Sie am Ende dieses Buch weglegen und voll Begeisterung mit der „Schüßlerei" beginnen, dann bin ich zufrieden. Bitte werden Sie jedoch nicht übermütig.

▪ Setzen Sie keine Medikamente eigenmächtig ab. Werfen Sie in Ihrer Begeisterung über Schüßler-Salze nun nicht Ihre Blutdrucksenker oder Ihre Herztabletten in den nächsten Mülleimer! Denn Schüßler-Salze können chronische Erkrankungen nicht einfach wegpusten!

Die Aufgabe der Schüßler-Salze ist es, den Mineralstoffhaushalt zu verbessern. Das geht aber nicht von heute auf morgen. Nehmen Sie die passenden Schüßler-Salze zu den bisherigen Medikamenten ein und lassen Sie Ihrem Körper Zeit für den Heilprozess.

Und noch etwas: Schüßler-Salze ersetzen keine Diagnose! Wenn Sie krank werden und nicht wissen, was Sie haben, dann heißt es: ab zum Arzt! Dasselbe gilt, wenn in akuten Situationen die Symptome nicht in wenigen Stunden abklingen. Suchen Sie sich einen in Schüßler-Salz-Therapie erfahrenen Arzt oder Heilpraktiker. Er kann im Zweifelsfall entscheiden, wo die Grenze der Schüßler-Salze liegt.

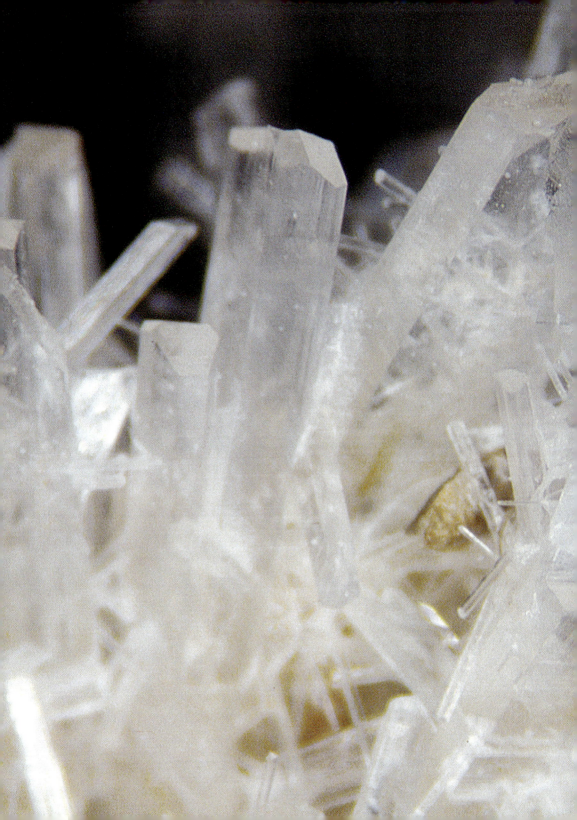

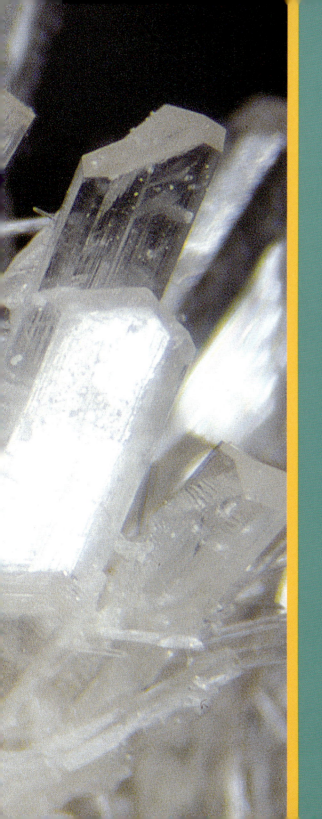

Die Welt der Schüßler-Salze

Dr. Schüßler hat 12 Mineralsalze gefunden und sie als biochemische Funktionsmittel bezeichnet. Nach Schüßlers Tod kamen noch 12 weitere Salze hinzu, die Ergänzungsmittel.
Nehmen Sie sich Zeit, die Mittel nach und nach kennen zu lernen. Sobald Sie das Wesen jedes Salzes begriffen haben, wird die erfolgreiche Anwendung der Schüßler-Salze zum Kinderspiel.

Die Welt der Schüßler-Salze

Schüßler-Salze im Überblick

Prägen Sie sich ein paar wichtige Dinge ein, dann behalten Sie ganz leicht den Überblick über die Schüßler-Salze.

Wenn Sie sich das erste Mal mit Schüßler-Salzen beschäftigen, dann geht es Ihnen vielleicht wie mir, als ich 1976 das erste Mal mit Schüßler-Salzen in Berührung kam. Das war während meiner ersten Ausbildung zur Apothekenhelferin. Pflanzenheilkunde, Homöopathie und Schüßler-Salz-Therapie waren die Bereiche, die mich an einer Berufsausbildung in der Apotheke faszinierten. Doch leider gab es damals nur sehr selten Fortbildungs-veranstaltungen zu diesen Themen und ich musste mir das meiste selbst bei-bringen. Ich weiß noch gut, wie ich anfangs von diesen vielen Mitteln in der Homöopathie und den 12 Schüßler-Salzen völlig überfordert war. Erst mit der Zeit und nach der ständigen Beschäftigung mit den Mitteln fing ich an, das dahinter liegende System zu begreifen.

GUT ZU WISSEN

Die 12 Schüßler-Salze im Überblick

- Nr. 1: Calcium fluoratum (Calciumfluorid) – der Stabilisator
- Nr. 2: Calcium phosphoricum (Calciumphosphat) – das Knochensalz
- Nr. 3: Ferrum phosphoricum (Eisenphosphat) – für das Immunsystem und Entzündungsmittel I
- Nr. 4: Kalium chloratum (Kaliumchlorid) – für Drüsen und Schleimhäute und Entzündungsmittel II
- Nr. 5: Kalium phosphoricum (Kaliumphosphat) – das Nervensalz
- Nr. 6: Kalium sulfuricum (Kaliumsulfat) – zur Entgiftung und Entzündungsmittel III

- Nr. 7: Magnesium phosphoricum (Magnesiumphosphat) – das Krampf- und Schmerzmittel
- Nr. 8: Natrium chloratum (Natriumchlorid) – der Flüssigkeits-regulator
- Nr. 9: Natrium phosphoricum (Natriumphosphat) – zur Entsäuerung, für Nieren und Stoffwechsel
- Nr. 10: Natrium sulfuricum (Natriumsulfat) – das Ausscheidungs-mittel
- Nr. 11: Silicea – das Bindegewebsmittel, das Salz für Haut, Haare und Nägel
- Nr. 12: Calcium sulfuricum (Calciumsulfat) – bei eitrigen Prozessen

Schüßler-Salze im Überblick

So habe ich immer wieder versucht, mir „Übersichten" zu verschaffen, die auch meinen Patienten und den Lesern meiner Bücher helfen. Hilfreich ist, wenn Sie sich die Namen der Salze genau anschauen: Die Salze Nr. 6, 10 und 12 sind Sulfate – das jeweilige Mineral hat „sulfuricum" im zweiten Teil des Namens. Die Salze Nr. 2, 3, 7 und 9 sind Phosphate – „phosphoricum" ist im zweiten Teil des Namens. Zu den Chloriden gehören die Salze Nr. 4 und Nr. 8. Die Sulfate haben grundsätzlich Gemeinsamkeiten in ihrer Wirkweise, ebenso wie die Phosphate und die Chloride.

Die Salben

Die Schüßler-Salze Nr. 1 bis Nr. 11 sind in der Apotheke auch als Salben erhältlich. Ab 2006 ist auch das 12. Schüßler-Salz, Calcium sulfuricum, als Salbe auf dem Markt. Die vielfältigen Anwendungsmöglichkeiten der Salben finden Sie bei der jeweiligen Beschreibung der Schüßler-Salze in diesem Kapitel.

Alle Salben sind in der 4. Dezimalpotenz erhältlich und haben seit 2005 eine neue Salbengrundlage, die sie weniger fett, aber geschmeidiger macht. Das kommt vielen Menschen entgegen, denen die Salben bislang zu fetthaltig und zäh erschienen. Die neuen Salben mit der veränderten Salbengrundlage erkennen Sie an der Bezeichnung „N" hinter dem Namen des Schüßler-Salzes.

Tipp

Einfach zu merken

- Alle Sulfate wirken entgiftend; sie wirken besonders auf Leber, Galle, Lymphe und Darm.
- Alle Phosphate stabilisieren das Nervensystem; sie wirken besonders auf Nerven, Immunsystem und Nieren.
- Chloride wirken auf die Schleimhäute und auf den Säure-Basen-Haushalt.
- Calciumfluorid ist das Schüßler-Salz mit der langsamsten Wirkung.
- Eisenphosphat und Magnesiumphosphat sind die am schnellsten wirkenden Schüßler-Salze.

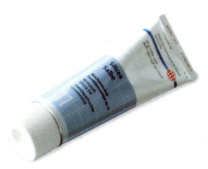

31

Die Welt der Schüßler-Salze

Nr. 1: Calcium fluoratum – das stabilisierende Salz

Calciumfluorid, Fluorcalcium, Flussspat; chemische Formel CaF$_2$; die Regelpotenz ist D12

Dieses Salz befindet sich vor allem in den obersten Zellschichten, im Zahnschmelz, in der Knochenoberfläche, in allen elastischen Fasern, Sehnen, Bändern und in den Gefäßen.

Bei Störungen des Fluorcalciumstoffwechsels kommt es zu Erschlaffungen der elastischen Fasern mit Einrissen und Verhärtungen und zu Gefäßerweiterungen. Immer dann, wenn es um die Festigkeit von Fasern, Sehnen, Bändern, Gefäßen und der Haut geht, können Sie dieses Salz in Betracht ziehen. Da aber das Erschlaffen und der Elastizitätsverlust ein langsamer Prozess ist, wirkt dieses Salz erst nach einer längeren Einnahmezeit. Mit einer einwöchigen

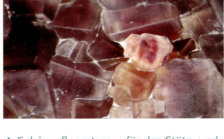

▲ Calcium fluoratum – für das Stütz- und Bindegewebe, für die Gelenke und die Haut.

Einnahme von 3 x täglich 1 Tablette erreichen Sie hier keine sichtbaren Ergebnisse. Vielmehr ist hier eine mehrmonatige Kur anzuraten.

Die Ursache für den Bedarf an diesem Salz ist meist eine erbliche Veranlagung. Frühzeitig kann man an der Hautbeschaffenheit rund um die Augen die „Zeichen" dieser Veranlagung erkennen und durch eine calciumreiche Frischkost dieser Tendenz entgegenwirken (siehe Kasten nächste Seite).

Info

Schüßler-Salz Nr. 1 und seine Hauptwirkungen

- Alles, was verhärtet ist, wird weich.
- Alles, was schlaff ist, bekommt wieder Spannkraft.

Nr. 1: Calcium fluoratum – das stabilisierende Salz ▶

So decken Sie Ihren Calciumbedarf

Wer Calcium hört, denkt an Milch, die ich aber hier nicht zur Deckung des Calciumbedarfs empfehlen möchte. Vielmehr denke ich an die vielen pflanzlichen Lebensmittel, die calciumreich sind und deren Calcium leichter zu verwerten ist als das Calcium der Milch. Hierzu zählen:
- Sesam
- Sonnenblumenkerne
- Rukola
- Brennnessel
- Löwenzahn
- Kresse (Gartenkresse, Brunnenkresse, Winterkresse)
- Mandeln
- Frische Keimlinge von Rukola, Brokkoli und Sonnenblumenkernen.

Übrigens: Abgesehen davon, dass das Calcium aus Sesam besser verwertbar ist, enthält Sesam mehr als doppelt so viel Calcium wie die vergleichbare Menge Kuhmilch. Streuen Sie über jeden Salat und über jedes Gemüsegericht 1 Teelöffel Sesam. Verwenden Sie zum Würzen Gomasio (Sesamsalz). Auch Sesamöl ist eine Bereicherung in der Küche.

GUT ZU WISSEN

Das kann Ihnen auffallen
- Schlaffe Haut an Gesicht, Hals und Armen.
- Würfelfalten auf bräunlich-rötlich-schwärzlichem Grund.
- Bräunlich-schwarze Verfärbungen um die Augen.
- Eventuell schuppige Haut im Gesicht, Verhornungsstörungen bis hin zu Schrundenbildung.
- Die Zunge ist rissig, borkig, trocken.
- Alle Absonderungen sind nässend, zu harten Krusten neigend, eintrocknend.

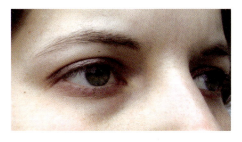

▲ Typisch bei Bedarf an Calcium fluoratum: dunkle, bräunliche Schatten um die Augen.

Seelische Ebene

Die stabilisierende Wirkung dieses Salzes reicht bis in die seelischen Bereiche des Menschen. Mangelnde Festigkeit führt hier zu Unsicherheit, zu Ängstlichkeit, zu Verzagtheit, zu unaufrechtem Gang und zu mangelndem Vertrauen in das Leben. Der Mensch ist innerlich instabil oder zu verhärtet, so dass er den natürlichen Austausch mit anderen Menschen nicht pflegen kann. Das Wahren seiner eigenen Grenzen

33

Die Welt der Schüßler-Salze

AUF EINEN BLICK

Hier hilft Schüßler-Salz Nr. 1

Das Salz Nr. 1 wirkt festigend und stabilisierend auf Haut, Knochen, Sehnen, Bänder, Gewebe, Gefäße und Zahnschmelz. Es glättet Narbengewebe und wirkt rissiger Haut entgegen. Im Einzelnen hilft es bei folgenden Beschwerden:

▌ Haut, Gefäß- und Gewebserschlaffung
▌ Organsenkungen (wie von Gebärmutter und Blase)
▌ Krampfadern
▌ Verhornungsstörungen der Haut, Schrunden, Hautrisse, Schuppenflechte, Schwangerschaftsstreifen, Ekzemen
▌ Stark verhornte Warzen
▌ Wachstumsstörungen der Nägel, weiche, biegsame und gesplitterte Nägel
▌ Nagelpilz
▌ Karies
▌ Haltungsschäden
▌ Störungen der Knochenbildung, Fersensporn
▌ Arthrose

Salbe
▌ Übermäßige Hornhautbildung
▌ Risse, Schrunden, extrem trockene Haut
▌ Nagelverwachsungen
▌ Bindegewebsschwäche (auch bei Cellulitis), Bänderschwäche, Krampfadern, Besenreiser

Einnahmeempfehlungen
Das Schüßler-Salz Nr. 1 gehört zu den langsam wirkenden Salzen. Daher ist meist eine mehrmonatige Einnahme erforderlich.

Empfohlene Dosierung: 3 Monate lang 3-mal täglich 1 Tablette vor den Mahlzeiten im Mund zergehen lassen. Danach 6 Wochen Pause, dann wieder 3 Monate lang 3-mal täglich 1 Tablette einnehmen. Zur Unterstützung kann die Salbe Nr. 1 an den betroffenen Stellen angewandt werden.

und der Grenzen zu anderen fällt ihm oft schwer.

Bitte bedenken Sie: Anders als zu Dr. Schüßlers Zeiten haben die Menschen heute eine Störung im Stoffwechsel mehrerer Mineralien, so dass diese „seelischen Merkmale" unterschiedlich stark ausgeprägt sein können. Schüßler-Salze allein können natürlich seelische Grundprobleme nicht aus der Welt schaffen, sie tragen aber auf ihrer feinstofflichen Ebene dazu bei, dass der Patient ausgeglichener wird.

Nr. 2: Calcium phosphoricum – das Knochensalz

Calciumphosphat, phosphorsaurer Kalk;
chemische Formel CaHPO$_4$ x 2 H$_2$O; die Regelpotenz ist D6

Calciumphosphat ist das häufigste Mineralsalz im menschlichen Körper: Etwa 1 kg tragen wir mit uns herum – allein in den Knochen und in den Zähnen finden sich 99% davon. Unsere Knochen bestehen zu 85% aus Calciumphosphat, zu 10% aus Calciumcarbonat und zu geringen Teilen aus Magnesium, Fluorid und anderen Mineralien. Damit wird die Bedeutung dieses Salzes für Knochen und Zähne klar.

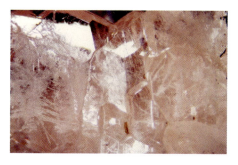

▲ Calcium phosphoricum – für die Knochen, die Zähne und die Regeneration.

- Wenn die Regenerationsfähigkeit gestört ist, kommt es zu Störungen der Aufbau- und Regenerationsvorgänge im Körper.

So findet dieses Schüßler-Salz Verwendung bei Störungen der Zahn- und Knochenbildung und zur Regeneration von Knochenbrüchen. Auch zur Osteoporoseprophylaxe ist es zusammen mit Nr. 1 (Calciumfluorat) und Nr. 11 (Silicea) unverzichtbar (siehe Seite 37 und Kuren, Seite 121).

Die Wirkung des 2. Schüßler-Salzes erstreckt sich aber nicht nur auf Knochen und Zähne. Calciumphosphat ist eine Substanz, die sich auf den gesamten Stoffwechsel und auf den Säure-Basen-Haushalt auswirkt. Wie alle Phosphate wirkt auch Calciumphosphat auf das Nervensystem – besonders auf das Reizleitungssystem des Herzens. Phosphor ist Bestandteil von Lecithin – eine für Nerven- und Gehirntätigkeit wichtige Substanz („Ohne Phosphor kein Gedanke"). Auch für die Muskelarbeit ist Phosphor wichtig. Schüßler-Salz Nr. 2 stabilisiert auch die Zellmembranen und wirkt bei allergischen Sofortreaktionen und bei pseudoallergischen Phänomenen wie Nesselsucht.

Die Welt der Schüßler-Salze

GUT ZU WISSEN

Osteoporose muss nicht sein!

Knochenauf- und -abbau

Durch seine Bindung an Calcium befinden sich 85% des Phosphors in Knochen und Zähnen. Und hier trägt ein gestörter Phosphorhaushalt wesentlich zur Entstehung von Osteoporose bei. Um das zu verstehen, ist es sinnvoll, sich den Knochenstoffwechsel einmal zu vergegenwärtigen. Unsere Knochen unterliegen einer ständigen Veränderung – es gibt Knochen aufbauende und Knochen abbauende Zellen, die sich normalerweise in einem Gleichgewicht befinden und die unsere Knochen „fit" halten. So werden verbrauchte Knochenzellen entsorgt und neue bereit gestellt. In der Jugend überwiegen die aufbauenden Zellen – je älter wir werden, umso mehr überwiegen die abbauenden Zellen. Wenn wir durch vitalstoffreiche Ernährung und viel Bewegung unseren Stoffwechsel in Schwung halten, verlangsamen wir dadurch die natürlichen Alterungsprozesse.

Zur Osteoporose kommt es, wenn die abbauenden Knochenveränderungen unverhältnismäßig das Übergewicht bekommen. Es kommt dadurch zu einem Verlust der Knochenstruktur und der Knochenmasse. Dadurch erhöht sich das Risiko, einen Knochenbruch zu erleiden.

Bisher ging man immer davon aus, dass der Knochenstoffwechsel im Wesentlichen auf das Vorhandensein von Calcium angewiesen ist, und so hat sich im Laufe der Zeit die Milch als die allein selig machende Calciumversorgerin etabliert. Auch die Hormone mischen mit – altersbedingt sinken die Östrogenspiegel bei Frauen und fördern so den Knochenabbau, weshalb die Diskussionen um Gefahr und Nutzen einer Hormonersatztherapie nicht aufhören. (Siehe hierzu meine Ausführungen in meinem Buch „Basenfasten für Sie".)

Welche Bedeutung haben die Phosphate?

Mittlerweile weiß man, dass vor allem den Phosphaten eine entscheidende Rolle beim Knochenstoffwechsel zukommt. Neben Ihrer Knochen und Zahn aufbauenden Wirkung erfüllen sie wichtige Pufferfunktionen im Blut. Blut („ein ganz besonderer Saft") erfüllt die wichtigsten lebensnotwendigen Funktionen und benötigt dafür einen sehr stabilen pH-Wert (ein Maß für den Säure-Basen-Haushalt). Um dies zu gewährleisten, gibt es vier verschiedene Blutpuffer, auch den Phosphatpuffer. So werden überschüssige Säuren, die durch Fehlernährung, Bewegungsmangel und Stress in das Blut gelangen, unschädlich gemacht.

Jedoch wird durch unsere heutige Lebensweise mit viel bequemer Fertigkost und zu wenig Bewegung das „Zuviel" an Säuren im Körper leider sehr gefördert. Was passiert in einem solchen Fall? Je mehr überschüssige Säuren vorhanden sind, umso mehr Phosphatpuffer braucht das Blut, um diese Säuren abzufangen.

Nr. 2: Calcium phosphoricum – das Knochensalz ▶

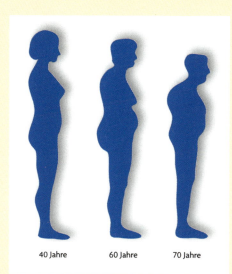
40 Jahre   60 Jahre   70 Jahre

Übersäuerung macht die Knochen weich

Die größte Menge an Phosphaten finden sich, gebunden an Calciumphosphat, im Knochen. Calciumphosphat ist aber auch genau die Substanz, die der Knochen für seine Härtung und Struktur braucht. Es ist im Knochen in Form von größeren Apatitkristallen eingelagert, die bei chronischer Übersäuerung aufgelöst werden und sowohl die Phosphate als auch das Calcium freisetzen. Während die Phosphate nun die Säuren im Blut abfangen, wird das Calcium über die Nieren ausgeschieden, denn es hat keinen „Bindungspartner" mehr. Das erklärt, warum bei Osteoporose sowohl ein Calcium- als auch ein Phosphatmangel vorliegt. Der auf diese Art entkalkte Knochen ist weich: Übersäuerung macht also die Knochen weich und brüchig.

Die immer noch übliche Milchempfehlung ist also auch aus diesem Blickwinkel falsch, denn der Verzehr von Milch- und Milchprodukten treibt die Übersäuerung des Körpers noch voran. Eine Ausnahme machen hier Rohmilchprodukte, also unpasteurisierte Milchprodukte. Aber wer verzehrt die schon?

Basen sind wichtig!

Einer Untersuchung der University of California zufolge beugen pflanzliche Lebensmittel (meist Basenbildner) dem Knochenschwund besser vor als tierische. Hier möchte ich auf meine Bücher zum Thema „Basenfasten" hinweisen, in denen die vielen Vorteile für die Gesundheit durch überwiegend Obst und Gemüse auf dem täglichen Speiseplan beschrieben sind.

Auch in Bezug auf die optimale Mineralienversorgung ist eine vitalstoffreiche Ernährung wichtig, denn eine dauerhafte Fehlernährung führt nicht nur zu einem Mangel an Mineralstoffen, sondern auch zu einer Störung des Zellstoffwechsels, wie Dr. Schüßler es schon vor über 130 Jahren beschrieben hat. Ist der Zellstoffwechsel gestört, können Mineralien auch dann, wenn sie zusätzlich in Tablettenform aufgenommen werden, nicht oder nur teilweise an ihren Wirkungsort gelangen. Das macht die Verwendung der Schüßler-Salze für uns so wichtig.

Besonders die Beeinflussung des Calciumphosphat-Stoffwechsels durch das Schüßler-Salz Nr. 2 gewinnt an Bedeutung, gehört die Osteoporose doch mittlerweile zu den 10 Krankheiten in Deutschland mit den höchsten Therapiekosten.

Wenn Sie der Osteoporose vorbeugen möchten, ist die Kur auf Seite 121 empfehlenswert.

Die Welt der Schüßler-Salze

Achtung

Fastfood raubt Phosphate!

Phosphor kommt in fast allen Lebensmitteln vor. Bei überwiegender Ernährung mit phosphatreichen Lebensmitteln wie Cola, Wurstwaren und Lebensmittelzusatzstoffen kann es zu Störungen des Calciumphosphat-Stoffwechsels kommen.

Die Veranlagung für eine Störung des Calciumphosphat-Haushaltes kann gegeben sein, wenn in den vorangegangenen Generationen eine vitalstoffarme Kost üblich war. Dann stehen Blässe und wachsartiges Aussehen – blutarmes Gesicht – im Vordergrund. Sie können dieses Salz aber auch nehmen, wenn Sie diese Antlitzzeichen nicht aufweisen. Gerade durch Fehlernährung kommt es zu Zellstoffwechselstörungen, die mehrere Schüßler-Salze betreffen, weshalb gerade die Zeichen für dieses Salz gerne übertönt werden.

Das kann Ihnen auffallen

- Bleiches, wachsartiges Gesicht.
- Die Zunge kann pelzig sein, mit dickem, weißem Belag und süßlichem Geschmacksempfinden.
- Weiße Flecken an den Zähnen und auf den Nägeln, durchsichtige Zähne, helle Zahnspitzen.

- Alle Absonderungen sind nässend, weiß, wie rohes Eiweiß, mild. Auch weißgelbe Krusten sind möglich.

Das pelzige Zungengefühl ist ein sicheres Zeichen bei akutem Bedarf an Schüßler-Salz Nr. 2

Seelische Ebene

Auf der seelischen Ebene findet sich hier ein ähnliches Bild wie bei Calcium fluoratum. Da Calciumsalze in erster Linie für die Festigkeit des Menschen sorgen, mangelt es bei Calciumstoffwechselstörungen immer an Stabilität, was sich bei den betroffenen Menschen in Form von Ängsten ausdrückt. Angst, auch Existenzangst, ist bei Calciumphosphat stärker ausgeprägt, denn durch den Phosphatanteil ist hier das Nerven- und Muskelsystem in Mitleidenschaft gezogen, was zu angstbedingten Verkrampfungen führen kann. Im Extremfall ist der Mensch innerlich so verkrampft, dass er sich dauernd bedroht fühlt und sich kaum auf entspannende Situationen einlassen kann.

Auch hier steht das mangelnde Vertrauen in das Leben im Vordergrund, das man nicht durch die alleinige Einnahme von Schüßler-Salz Nr. 2 zurückgewinnen kann. Solche Vertrauensverluste sind meist jahrzehntelang angelegte Familienthemen, die

Nr. 2: Calcium phosphoricum – das Knochensalz ◀

unter anderem durch die Lebensführung in der eigenen Familie entstehen. Vertrauen in das Leben kann man wiedergewinnen, indem man sich ständig die Rhythmen des Lebens vergegenwärtigt und sie in das eigene Leben einbaut. Am einfachsten geht das, indem man sich an einen geordneten Tagesablauf hält: regelmäßige Essenszeiten, regelmäßige und ausreichende Ruhezeiten, die Ernährung den Jahreszeiten anpassen. Spaziergänge in der Natur und Beobachtung der jahreszeitlichen Vorgänge in der Natur schärfen den Blick für den uns umgebenden Rhythmus.

AUF EINEN BLICK

Hier hilft Schüßler-Salz Nr. 2

Schüßler-Salz Nr. 2 wird verwendet bei Störungen der Zahn- und Knochenbildung, zur Regeneration von Knochenbrüchen sowie zur Osteoroseprophylaxe (siehe Kur Seite 121). Im Einzelnen hilft Nr. 2 bei folgenden Beschwerden:

- Knochenbrüche
- Verzögerte Knochenbildung
- Schwaches Knochensystem, Wachstumsschmerzen
- Taubheitsgefühl, Ameisenlaufen Restless Legs
- Herzrhythmusstörungen
- Schlafstörungen, wenn Nr. 5 nicht hilft
- Allgemeine Schwäche
- Krämpfe und Schmerzen, die durch Anämien bedingt sind
- Blutungsneigung (siehe auch Nr. 3)
- Narben (bei *verhärtetem* Narbengewebe hilft Salz Nr. 1!)
- Allergien, Nesselsucht (Urticaria)

Salbe
- Wachstumsschmerzen
- Hautjucken bei älteren Menschen (siehe auch Salz Nr. 6)
- Nicht verhärteten Narben – bei verhärteten Narben Salbe Nr. 1!
- Zur Förderung der Heilung bei Knochenbrüchen
- Knochenhautreizungen

Einnahmeempfehlungen
Dieses Salz wird wie die Nr. 1 meist als Kur zur Regeneration, zum Aufbau oder zur Osteoporosebehandlung verwendet, was die Einnahme über mehrere Wochen oder Monate erfordert. Auch zur Behandlung von Allergien reicht eine kurzzeitige Einnahme selten aus.

Empfohlene Dosierung: 3 Monate lang 3-mal täglich 1 Tablette vor den Mahlzeiten im Mund zergehen lassen. Danach 6 Wochen Pause, dann wieder 3 Monate lang 3-mal täglich 1 Tablette einnehmen. (Siehe auch unter „Kuren" die Osteoporoseprophylaxe, Seite 121.)

Die Welt der Schüßler-Salze

Nr. 3: Ferrum phosphoricum – für das Immunsystem

Eisenphosphat, phosphorsaures Eisen; chemische Formel Fe(PO4) x 8 H$_2$O; die Regelpotenz ist D12

Eisen findet sich in allen Körperzellen, besonders aber im Blut und in den Muskelzellen. In den Muskelzellen kommt das Eisen als Phosphat vor, weshalb Dr. Schüßler Eisen in Form von Eisenphosphat zur Therapie einsetzte. Im Muskel unterstützt es die Sauerstoffspeicherung, verbessert die Energieübertragung und alle Stoffwechselfunktionen.

Eisenphosphat ist ein vielseitig einsetzbares Schüßler-Salz. Wegen seiner entzündungshemmenden Wirkung und seiner Wirkung auf das Immunsystem gehört es in jeden Haushalt, in dem Kinder wohnen. Wenn Sie gerade erst anfangen, sich mit Schüßler-Salzen zu beschäftigen, dann kommen Ihnen die Eigenschaften dieses Salzes sehr entgegen, denn es wirkt schnell und in vielen Fällen. So reichen bei akuten Infekten oft wenige Gaben über ein oder zwei Tage aus, um den Körper wieder umzustimmen und die Symptome loszuwerden – ähnlich einfach ist auch das Schüßler-Salz Nr. 7 (Magnesium phosphoricum).

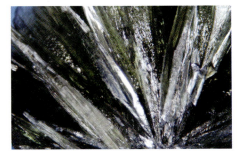

▲ Ferrum phosphoricum – für das Immunsystem und das 1. Entzündungsstadium.

▪ Eisenphosphat gehört zu den Akut-, ja sogar Notfallmitteln in der Biochemie. Es hilft immer dann, wenn Krankheitssymptome plötzlich und sehr heftig auftreten (siehe Seite 106).

Das Salz Nr. 3 hat aber auch eine andere Wirkseite, die tief hinein in chronische Prozesse reicht und eine längere Einnahmezeit voraussetzt. So ist dieses Salz ein echter Ersatz für die üblichen Eisentabletten, selbst wenn der Eisenmangel schon lange besteht. Denn durch seine potenzierte Darreichungsform als D3, D6 oder D12 bewirkt das Eisenphosphat eine Verbesserung der Eisenaufnahme.

Nr. 3: Ferrum phosphoricum – für das Immunsystem ▶

Nr. 3 hilft bei leichtem und schwerem Eisenmangel

In meiner Praxis behandelte ich Mutter und Tochter erfolgreich mit Schüßler-Salz Nr. 3. Beide zeigten ein ähnliches Erscheinungsbild: Sie wirkten blass, schmal, abgeschlagen und hatten phasenweise „Ferrum-Schatten" um die Augen. Die Tochter litt an Müdigkeit, Konzentrationsstörungen und Infektanfälligkeit. Erfahrungsgemäß hilft hier die Einnahme von Schüßler-Salz Nr. 3 in D12 schnell.

Dosierung bei erstmals festgestellter und bei leichter Anämie: Salz Nr. 3 in D12, 3-mal 1–2 Tabletten.

Bei der Mutter lag ein unerklärlich niedriger Hb-Wert von 7,7 g/dl vor (der Hb-Wert ist ein Maß für die Bindung des Eisens an das Hämoglobin – Normwert bei Frauen ist 12–13 g/dl), der begleitet war von Schüttelfrost und extremer Müdigkeit, wie dies bei sehr starkem Eisenmangel typisch ist. Trotz mehrfacher gründlicher Untersuchungen wurde aber keine innere Blutungsquelle und auch keine andere Ursache gefunden. Die Eisentherapie schlug nur sehr zögerlich an.

Hier war es erfolgreich, das Eisenphosphat in allen drei vorhandenen Potenzen D3, D6, und D12 einzunehmen, von jeder Potenz 2 Tabletten täglich. So konnte das Eisen schneller und besser aufgenommen werden.

Dosierung in chronischen Fällen und bei stark ausgeprägter Anämie: morgens D3, mittags D6, abends D12 je 2 Tabletten.

AUS DER PRAXIS

▪ Nr. 3 ist ein „Muss" in der Schwangerschaft und nach der Geburt, denn es erhöht nachweislich den so genannten Hb-Wert, der bei Anämie zu niedrig ist.

Im Gegensatz zu den handelsüblichen Eisenpräparaten führt Eisenphosphat als Schüßler-Salz nicht zu Nebenwirkungen wie Verstopfung und Magenschmerzen.

Doch damit erschöpft sich die Wirkung des Schüßler-Salzes Nr. 3 nicht. Da sich Eisenphosphat auch in den Muskelzellen der Darmzotten befindet, hilft das Salz bei allen Störungen der Darmmotorik – sei es Durchfall oder Verstopfung.

Deshalb gehört es in jede Reiseapotheke, denn es hilft auch bei Sonnenbrand und anderen Verbrennungen.

Eisenphosphat ist auch ein wichtiges Anregungsmittel für den Stoffwechsel und fördert Verbrennungsprozesse in der Zelle. Es reguliert den Sauerstofftransport im Blut und verbessert so die Versorgung aller Gewebe und Organe – auch des Gehirns und der Muskeln – mit Sauerstoff, weshalb es gegen Müdigkeit, Konzentrationsstörungen und Antriebsschwäche hilft. Es regt die Bildung der Fresszellen des Immunsystems an und verbessert so die körperliche Abwehr.

Die Welt der Schüßler-Salze

Drei Sätze zum Salz Nr. 3

- Schüßler-Salz Nr. 3 ist das Mittel des 1. Entzündungsstadiums.
- Schüßler-Salz Nr. 3 ist das Hauptmittel für das Immunsystem.
- Schüßler-Salz Nr. 3 gehört zu den Akutmitteln in der Biochemie.

Das kann Ihnen auffallen

- Sehr typisch sind dunkelblaue bis blauschwarze Schatten („Ferrum-Schatten") an der Nasenwurzel.
- „Ferrum- Röte" wie Fieberröte auf den Wangen und an den Ohren; die geröteten Stellen sind warm bis heiß.
- „Ferrum-Menschen" können auch sehr blass und zierlich sein.
- Längs- und Querrillen der Nägel.

- Die Zunge ist spiegelglatt, ohne Belag und glänzend, meist sehr rot.
- Es gibt keine Absonderungen wie Schleim oder Eiter.

Seelische Ebene

Es gibt zwei Arten von „Ferrum-Menschen", die sich zwei Extreme darstellen:

- Der blutarme, fast unscheinbare, erschöpfte Mensch, der durch seine Blässe und die dunklen Schatten an der Augeninnenseite auffällt.
- Der völlig überdrehte, aufbrausende Mensch, der gerne überall aneckt und recht ich-bezogen ist – der Choleriker.

- Die Ferrum-Röte und der Ferrum-Schatten können in akuten Fällen bei beiden auftreten.

Dem blassen Ferrum-Menschen mangelt es meist an Durchsetzungskraft, obwohl er sehr genau weiß, was er will und wie er das erreichen kann – es fehlt ihm aber einfach die Kraft. Insofern fallen solche Menschen selten unangenehm auf. Für den Betreffenden selbst ist es unangenehm, denn er will eigentlich viel im Leben, wäre er nur nicht so müde und könnte er sich nur besser konzentrieren.

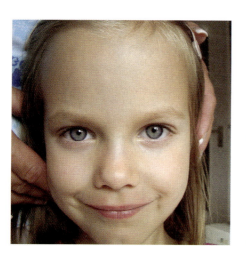

◀ Die kleine Julia – Beispiel für den sehr blassen und zierlichen Ferrum-Menschen.

42

Nr. 3: Ferrum phosphoricum – für das Immunsystem ▶

Das hilft dem „Zappelphilipp"

Heute weit verbreitet ist das Aufmerksamkeitsdefizitsyndrom (kurz ADS), früher Hyperkinetisches Syndrom genannt. Der „Zappelphilipp" unter den ADS-Kindern braucht Ferrum phosphoricum, um sich wieder besser konzentrieren zu können.

Es gibt aber auch ADS-Kinder, die ruhig sind und deren Konzentrationsfähigkeit nur zeitweilig eingeschränkt ist. Hier liegen die Probleme auf einer anderen seelischen Ebene, und zu diesen Kindern passt besser das Schüßler-Salz Nr. 5, um gegen die Überforderung, die oft durch Reizüberflutung ausgelöst wird, anzukommen. Kinder, die das 5. Schüßler-Salz benötigen, um sich wieder besser konzentrieren zu können, sind hochsensibel und wenig belastbar.

Bei zeitweiliger Reizüberflutung durch stundenlanges Fernsehen oder durch Computerspiele ist das Salz Nr. 7 (Magnesiumphosphat) hilfreich.

Die Ursachen für diese weit verbreiteten Störungen sind unterschiedlich. Ernährungs- und Lebensweise spielen sicher eine große Rolle. Doch neben dem Zuviel an Fernsehen, zu wenig Bewegung und vitalstoffarmer Kost spielt sicher eine wenig kindgerechte Erziehung eine wesentliche

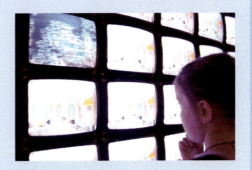

▲ Reizüberflutung führt zu Überforderung und Konzentrationsstörungen.

Rolle. Wer daran schuld ist, ist zweitrangig. Wichtig ist, wie man diesen Störungen begegnen kann. Eltern können die moderne Welt, die Reizüberflutungen zwangsläufig mit sich bringt, nicht von ihren Kindern fernhalten. Die Einnahme von stark wirksamen Medikamenten ist aber auch keine Lösung. Zum Wohle des Kindes stellen die Salze Nr. 3 und Nr. 5 und bisweilen auch das Salz Nr. 7 eine gesunde Alternative dar. Wenn das Kind dazu in einer Umgebung aufwachsen kann, in dem es Raum für seine eigene Entfaltung findet, dann werden andere Medikamente überflüssig.

AUS DER PRAXIS

Der aufbrausende Ferrum-Mensch fällt schon eher auf, allein durch seine poltrige und wilde Art. Er ist im Grunde ein Choleriker, der sich gerne wie Rumpelstilzchen benimmt, wenn er nicht sofort bekommt, was er will. So benehmen sich auch Pubertierende. Sie wollen viel und wissen nicht so recht, wohin mit ihrer Kraft. Das Thema, um das es hier geht, ist „Wille" oder besser „Willensbildung". Der Wille ist beim Ferrumphosphoricum-Mensch immer stark

Die Welt der Schüßler-Salze

AUF EINEN BLICK

Hier hilft Schüßler-Salz Nr. 3

- Entzündungen im Anfangsstadium, erhöhte Temperatur, Fieber bis 39° C
- Eisenmangelanämie
- Störung des Immunsystems, Abwehrschwäche, Infektanfälligkeiten (nicht bei chronischen Infekten – siehe Seiten 106 und 110)
- Allgemeine Erschöpfung mit Blässe (durch Stress, geistige Überforderung)
- Konzentrationsmangel (beispielsweise bei zappeligen ADS-Kindern)
- Verletzungen, Hautabschürfungen, Quetschungen, Schnittwunden (nicht als Salbe), Insektenstiche
- Blutungen, Nasenbluten, Neigung zu Blutergüssen (schon bei leichtem Anstoßen)
- Durchblutungsstörungen
- Verbrennungen 1. Grades, Sonnenbrand
- Muskelkater
- Verstopfung/Durchfall

Salbe
- Wirbelsäulen-, Muskel- und Gliederschmerzen
- Verbrennungen 1. Grades
- Insektenstiche
- Akute Gelenkentzündungen, Quetschungen, Prellungen

Einnahmeempfehlungen
Die Dosierung des 3. Schüßler-Salzes hängt davon ab, ob es sich um einen akuten oder um einen chronischen Behandlungsansatz handelt.

- **Im akuten Fall:** Alle 15–30 Minuten 1 Tablette im Mund zergehen lassen, bis die Symptome – wie Fieber – abklingen. Nach Abklingen der Akutsymptome kann man noch 1 oder 2 Tage 3-mal täglich 1 Tablette einnehmen, bis kein Krankheitsgefühl mehr da ist.
- **In chronischen Fällen** wie Eisenmangelanämie: 3-mal täglich vor den Mahlzeiten 1–2 Tabletten im Mund zergehen lassen.

ausgeprägt und unterliegt, je nach Art der Störung, Schwankungen. So ist Schüßler-Salz Nr. 3 auch bei pubertätsbedingten „Durchhängern" in der Schule ein wirksames Mittel.

- Es gibt auch Menschen, die, je nach Lebenssituation, vom einen in das andere Ferrum-Extrem fallen.

Nr. 4: Kalium chloratum – für Drüsen und Schleimhäute

Kaliumchlorid, Kalium muriaticum, Chlorkalium; chemische Formel KCl; die Regelpotenz ist D6

Kaliumchlorid kommt in fast allen Körperzellen und vor allem in den Blutzellen vor, entfaltet seine Hauptwirkung aber auf den Schleimhäuten und in allen Drüsen.

- Das Schüßler-Salz Nr. 4 ist das Hauptmittel für das 2. Entzündungsstadium – siehe Seite 106.

Da es nicht immer einfach ist, zu erkennen, wann ein Krankheitsgeschehen im Begriff ist, chronisch zu werden, merken Sie sich als Anhaltspunkte:
- Bei allen Entzündungsprozessen, die nicht innerhalb von 2 Tagen abklingen, können Sie an die Verwendung von Schüßler-Salz Nr. 4 denken.
- Wenn Sie nicht wissen, ob das Salz Nr. 3 oder besser das Salz Nr. 4 gegen die Entzündung hilft, können Sie beide Salze auch im Wechsel geben.

Ein Hauptmerkmal für den Bedarf an Nr. 4 ist die Bildung von zähem, klebrigem Schleim und eine weißgraue, dick belegte Zunge. Auch bei zähflüssigem Blut, was Durchblutungsstörungen aus-

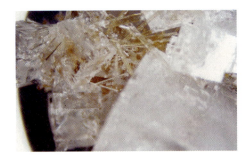

▲ Kalium chloratum – für die Schleimhäute und das 2. Entzündungsstadium.

löst, und bei Couperose – erweiterten Äderchen – können Sie Kaliumchlorid, aber auch die Salze Nr. 6 und Nr. 10 in Betracht ziehen.

Kaliumchlorid ist besonders geeignet zur Nachbehandlung von Infekten und Kinderkrankheiten wie Masern und Scharlach, denn es macht die Schleimhäute widerstandsfähig gegen erneute Entzündungsprozesse. Immer, wenn die Schleimhäute betroffen sind, können Sie die Schüßler-Salze Nr. 4 und Nr. 8 (Natriumchlorid) verwenden. Beide Salze wirken auf die Schleimhäute und auf den Säure-Basen-Haushalt.

Die Welt der Schüßler-Salze

GUT ZU WISSEN

Wie hängen Entzündungen und Säure-Basen-Haushalt zusammen?

Die gesunde Funktion der Schleimhäute im gesamten Organismus ist von einem ausgeglichenen Säure-Basen-Haushalt abhängig. Wenn Sie sich jahrelang überwiegend von Säurebildnern ernähren wie Fleisch, Wurst, Käse, Milchprodukte, Weißbrot, Nudeln, Pizza, Kuchen, Süßigkeiten, Kaffee, Limonade, Alkohol, dann schädigen Sie damit auch Ihre Schleimhäute, was die Entzündungsbereitschaft erhöht. Außerdem kommt es durch dauerhaft erhöhten Konsum von Säurebildnern zu einer Störung des Chlorid-Stoffwechsels, wogegen die Schüßler-Salze Nr. 4 und Nr. 8 helfen.

Es ist durchaus interessant, sich diese Zusammenhänge einmal unter diesem Blickwinkel anzusehen. Wenn Sie beispielsweise eine Sehnenscheidenentzündung am Arm haben, denken Sie sicher an das Salz Nr. 1 wegen der Sehnen. Das ist richtig. Aber an welches Entzündungsmittel denken Sie? An Schüßler-Salz Nr. 3? Besser ist das Salz Nr. 4, denn es handelt sich dabei nicht wirklich um einen akuten Prozess. Meiner Erfahrung nach entstehen solche Entzündungen als Folge eines Ungleichgewichtes in einem inneren Organ. In diesem Fall ist der Darm die Ursache, was ein Therapeut sofort daran erkennt, dass Dickdarm-

Akupunkturpunkte im Bereich der Entzündung schmerzhaft reagieren.

Was hat der Dickdarm mit einer Sehnenscheidenentzündung zu tun? Unsere Dickdärme leiden mitunter sehr unter der heute üblichen säureüberschüssigen Kost. Dadurch werden die Schleimhäute des Darmes ständigen Reizen ausgesetzt und es kommt zu der eingangs erwähnten Entzündungsbereitschaft. Die Entzündung muss sich nicht im Darm manifestieren, sie kann auch – wie hier – die Armsehnen betreffen. Das ist das Geheimnis des so genannten Tennisellenbogens, der selten allein vom Tennis kommt. Lediglich die Überbeanspruchung durch die einseitige Bewegung beim Tennis macht diese Sehnen zum „Ort des geringsten Widerstandes" für eine Entzündung. Das „Maussyndrom" – die moderne Variante des Tennisellenbogens – sucht all jene heim, die ständig am PC arbeiten und ihren Säure-Basen- und damit den Mineralstoffhaushalt zusätzlich durch falsche Ernährung durcheinander bringen.

Das Salz Nr. 4 ist das Schüßler-Salz der Wahl. Es wirkt umso nachhaltiger, je mehr Sie Ihre Schleimhäute durch gesunde, vitalstoffreiche Kost schonen.

Die Chloride unter den Schüßler-Salzen aktivieren auch die Verdauungsenzyme. Zur Bildung von Salzsäure, die zusammen mit dem Enzym Pepsin für die Eiweißverdauung im Magen zuständig ist, werden Chloride gebraucht, weil sie Bestandteil der Salzsäure sind.

Eng an die Schleimhäute gekoppelt ist die Tätigkeit der Drüsen. Kaliumchlorid ist ein wichtiges Drüsenmittel und hilft auch bei Drüsenentzündungen.

Die beiden Chloride unter den Schüßler-Salzen, Kaliumchlorid und Natrium-

Nr. 4: Kalium chloratum – für Drüsen und Schleimhäute ▶

chlorid, haben eine regulierende Wirkung auf die so genannte Kalium-Natrium-Pumpe. Diese Pumpe ist eine Art Mineralstoffschleuse für Natrium und Kalium zwischen Zellen und Bindegewebe. Bei jeder Tätigkeit – sei es eine Muskelbewegung, ein Gedanke oder ein Verdauungsvorgang – wird diese Pumpe aktiviert und sorgt für den angemessenen Stoffaustausch.

Das kann Ihnen auffallen

- Das Gesicht wirkt milchig-bläulich oder milchig-rötlich, besonders um die Augen – sieht aus wie eine Brille. Man nennt das alabasterartig – bei geschminkten und gebräunten Menschen nur schwer zu erkennen!
- Weißliche Sekrete an den Schleimhäuten.
- Die Zunge ist dick weiß bis weiß-grau belegt.
- Absonderungen sind zäh und klebrig, auch nässend, weiß, weißgrau-schleimig, mit kleieartigen Schuppen.

Seelische Ebene

Der typische Kaliumchlorid-Mensch ist wie auch der Natriumchlorid-Mensch sehr emotional. Er erlebt alles sehr intensiv und leidet über die Maßen mit. Die Gefühlsintensität zeigt sich auch darin, dass er förmlich emotional an Menschen und Dingen „klebt" – nicht loslassen kann. Der Prototyp ist die Mutter, die mit ihren Kindern mitleidet und ihre eigenen Bedürfnisse vergisst. Selbst wenn sie krank ist, denkt sie zuerst an ihre Familie und „verschleppt" dadurch ihre Krankheit. Das 2. Entzündungsstadium hat somit eine seelische Entsprechung: die Vernachlässigung der eigenen seelischen und körperlichen Bedürfnisse.

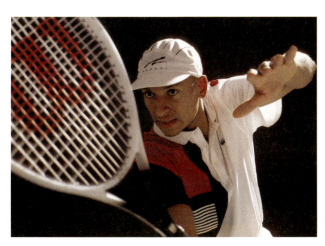

◀ Ist der Organismus übersäuert, kommt es leicht zu Entzündungen wie dem Tennisellenbogen.

Die Welt der Schüßler-Salze

AUF EINEN BLICK

So hilft Ihnen Schüßler-Salz Nr. 4

- Entzündungen der Haut und der Schleimhäute (Magenschleimhautentzündung)
- Entzündungen der Gelenke
- Sehnenscheidenentzündungen
- Chronischer Schnupfen mit weißlichem Sekret, Stockschnupfen (ständig verstopfte Nase)
- Couperose (erweiterte Äderchen)
- Durchblutungsstörungen durch zu dickes Blut
- Störungen der Nierenfunktion, zur Unterstützung bei Nierenbeckenentzündungen
- Drüsenentzündungen
- Schilddrüsenfunktionsstörungen
- Nachbehandlung von Scharlach und Masern
- Nachbehandlung von Darm- und Scheidenpilzen

Salbe

- Gelenkschmerzen, Gelenkentzündungen im 2. Stadium, Sehnenscheidenentzündungen
- Weiche Warzen
- Hautbläschen mit zähflüssigem Inhalt; bei Bläschen mit flüssigem, klarem Inhalt, auch bei Herpes, immer zuerst an Salz Nr. 8 (Natrium chloratum) denken!

Einnahmeempfehlungen

Im Regelfall 3-mal täglich 1–2 Tabletten.
Entzündungen (Magenschleimhaut, Sehnenscheiden): Beginn mit 3-mal 2 Tabletten; nach etwa einer Woche mit 3-mal 1 Tablette noch 2–3 Wochen nachbehandeln. Dies gilt auch für die Nachbehandlung von Infektionserkrankungen. Je nach Dauer der Gesundheitsstörung können Sie individuell entscheiden, ob Sie die Einnahme schon nach 2 Wochen beenden oder die Behandlung noch um eine Woche verlängern.

Das Salz Nr. 4 liegt in seiner Wirkungszeit zwischen den schnell und den langsam wirkenden – ist also mittelschnell. Wie schnell es im Einzelfall wirkt, hängt immer davon ab, ob Sie nur dieses eine Gesundheitsproblem haben oder ob sich bei Ihnen noch weitere chronische Beschwerden verstecken.

Das heißt nun nicht, dass nur der Kaliumchlorid-Mensch eine Sehnenscheidenentzündung bekommen kann. Jeder von uns durchlebt Phasen, in denen er die eigenen Bedürfnisse hintanstellt. Wenn wir das zu lange tun, überspannen wir den Bogen, und unser Körper reagiert mit einer Entzündung.

Nr. 5: Kalium phosphoricum – das Salz für die Nerven

Kaliumphosphat, phosphorsaures Kalium, Kaliumhydrogenphosphat; chemische Formel KH_2PO_4; die Regelpotenz ist D6

Kaliumphosphat findet sich in den Zellen von Gehirn, Nerven und Muskeln, und damit entfaltet es seine Hauptwirkung im Bereich der Nerven und Muskeln. Wann immer folglich die Nerven betroffen sind – sei es durch Schmerz, Überreizung oder Schwäche – ist dieses Salz gefragt.

Bei Störungen im Kaliumphosphat-Haushalt sind die körperlichen, seelischen und geistigen Fähigkeiten herabgesetzt. Da Kaliumphosphat alle Muskelfunktionen verbessert, wird auch die Funktion der Herzmuskeln unterstützt und die gesamte Nerven- und Muskeltätigkeit normalisiert.

Kalium befindet sich in großen Mengen *in* den Zellen und nur in geringen Mengen außerhalb der Zellen. Auch dieses Kaliumsalz beeinflusst, wie das 4. Schüßler-Salz, die Kalium-Natrium-Pumpe (siehe Seite 47) und beeinflusst somit die Energieproduktion in der Zelle – was auch die Herzfunktionen verbessert.

▪ Kalium wirkt in den Zellen, Phosphat wirkt auf die Nervenzellen – dies erklärt, warum die Verbindung Kaliumphosphat eine ausgesprochen starke Wirkung in und auf Nervenzellen hat.

Im Gegensatz dazu wirken Natriumsalze außerhalb der Zellen im Zwischenzellbereich. Deshalb sind Menschen, die *Natrium*phosphat benötigen, zwar auch eher nervös, aber die direkte Wirkung auf die Nervenzellen ist bei Natriumphosphat nicht gegeben – das kann nur Kaliumphosphat. So lassen sich die Hauptwirkungen der Salze aufgrund ihrer Zusammensetzung gut unterscheiden.

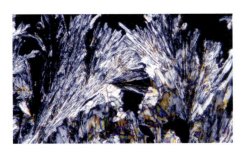

▲ Kalium phosphoricum – das Burnout-Salz.

Die Welt der Schüßler-Salze

Große Bedeutung hat dieses Salz bei der Behandlung akuter und chronischer Schmerzen in Verbindung mit dem Schüßler-Salz Nr. 7 (Magnesiumphosphat). Selbst bei schwersten Lumboischialgien, also Schmerzen im Lendenwirbelbereich („Hexenschuss") durch Verschiebungen oder Vorfall der Bandscheiben und eingeklemmte Nerven, können diese beiden Salze helfen (siehe unten).

AUS DER PRAXIS

Schüßler-Salze sind hilfreiche Schmerzmittel

Denken Sie nie, Schüßler-Salze seien bei besonders chronischen und „schweren" Fällen zu schwach. Ich bin immer wieder erstaunt, in welch hoffnungslos erscheinenden Situationen diese Salze noch helfen. So konnte ein 70-jähriger Patient, der neben beruflich bedingten Abnutzungserscheinungen (Dekorateur) eine Spinalkanalverengung hatte, durch mehrwöchige Einnahme der Schüßler-Salze 5 und 7 eine Operation umgehen und auch auf seine üblichen Schmerzmittel verzichten. Eine Spinalkanalverengung ist eine Verengung des Rückenmarkkanals, durch den viele Nerven laufen. Im Lendenwirbelbereich, wo der Patient seine Schmerzen hatte, treffen besonders viele Nervenstränge zusammen, die für die Versorgung des Beckens und der Beine zuständig sind. Da sich hier die nach oben sehr bewegliche Wirbelsäule mit der zum Becken hin starrer werdenden Wirbelsäule trifft, ist der Bereich der oberen Lendenwirbel besonders anfällig für Reizungen und Verschiebungen aller Art. Jeder, der damit schon zu tun hatte, weiß, wie schmerzhaft das werden kann.

Ich möchte Ihnen Mut machen, auch in solchen Fällen auf die Kraft der Schüßler-Salze zu vertrauen. Das heißt aber nicht, dass Sie sich deshalb den Gang zum Arzt sparen können. Es gibt Fälle, in denen bleibt eine Operation notwendig, und das kann letztlich nur der Arzt Ihres Vertrauens entscheiden. Schüßler-Salze erfüllen ihre wertvolle Aufgabe am besten, wenn sie in sinnvoller Weise mit den Errungenschaften der modernen Medizin verbunden werden.

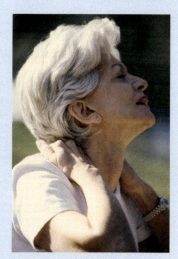

▲ Nr. 5 hilft auch bei stärksten Schmerzen.

Nr. 5: Kalium phosphoricum – das Salz für die Nerven ▶

Nervöse Anspannung führt leicht zu Rückenproblemen, kann aber auch zu Verdauungsproblemen bis hin zur Verstopfung führen, denn der gesamte Verdauungsapparat reagiert sehr empfindlich auf nervliche Belastungen. Das Nervensystem, das die Muskeln des Dünn- und Dickdarms bei seinen Verdauungsbewegungen aktiviert, unterliegt nicht unserem Willen. Man spricht hier vom vegetativen Nervensystem. So können Anspannungen durch Überlastung und Überreizung die Verdauungsorgane bei ihrer Tätigkeit stören. Wenn Sie wissen oder jetzt erkennen, dass Sie ein „Kaliumphosphat-Mensch" sind, dann gilt für Sie als oberste Devise: Essen Sie nie, wenn Sie etwas noch seelisch verdauen müssen, beispielsweise wenn Sie sich gerade geärgert oder weil Sie eine schlechte Nachricht bekommen haben.

Seelisches braucht bei Ihnen mindestens so lange zur Verdauung wie normale Nahrungsmittel. Essen Sie möglichst nur in entspannter Atmosphäre. Das sollten alle Menschen tun, aber bei Ihnen ist es wirklich notwendig. Wenn Sie es nicht tun, reagieren Sie mit Blähungen, Bauchschmerzen oder Verdauungsstörungen.

Kaliumphosphat-Menschen reagieren generell empfindlich auf schwer verdauliche Kost. Fleisch, Milchprodukte

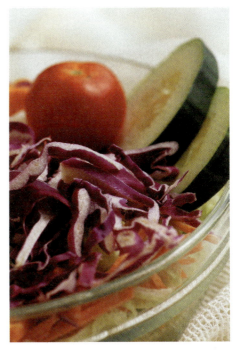

▲ Kaliumphosphat-Menschen sollten mit Rohkost und anderen schwer verdaulichen Speisen vorsichtig sein.

und Rohkost sollten daher nicht zu häufig auf dem Speiseplan stehen. Andernfalls kommt es zu Fäulnis und Gärung im Darm – weshalb dann der faulige Mundgeruch entsteht, der für Kaliumphosphat so typisch ist.

▪ Rohkost ist zwar gesund, sollte aber nur in kleinen Mengen und nicht gemischt mit Gekochtem gegessen werden.

Die Welt der Schüßler-Salze

GUT ZU WISSEN

Erste Hilfe bei Fieber: Salz Nr. 3 und Nr. 5

Zu Schüßlers Zeiten war das 5. Salz ein bedeutendes Salz bei Infektionskrankheiten, denn er rettete damit unzähligen an Diphtherie erkrankten Kindern das Leben. Diphtherie ist eine bakterielle Erkrankung, die mit sehr hohem Fieber einhergeht. Heute bewirken eher die Viruserkrankungen so hohes Fieber – wie beispielsweise Masern. Masern bekommen heute die wenigsten Kinder, weil sie alle geimpft sind. Dafür kommt es heute bei Kindern zunehmend zu Fieberschüben über 39 °C, deren Ursache nie gefunden wird. Es ist eine Illusion, zu denken, man würde alle Erreger kennen. Erreger verändern sich ständig, wie alles im Leben. Und je mehr wir impfen und Krankheiten mit modernen antibiotischen Mitteln bekämpfen, umso mehr neue, resis-

tente Erreger gibt es, die wir erst einmal erforschen müssen. Daher gewinnt das Schüßler-Salz Nr. 5 wieder zunehmend an Bedeutung als biochemisches Antibiotikum bei resistenten Keimen.

Wenn Sie Ihr Kind behandeln möchten und sich nicht sicher sind, ob Sie nun das Salz Nr. 3 oder das Salz Nr. 5 einsetzen sollen, können Sie die Salze 3 und 5 auch mischen – sie passen gut zusammen. Gerade bei Infektionskrankheiten ist schnelles Handeln nötig. Und bevor Sie wertvolle Zeit mit Probieren vergeuden, geben Sie, je nach Alter des Kindes, 1–2 Tabletten von jedem Salz in den Mund oder lösen Sie die beiden Salze zusammen in Wasser – am besten heiß – auf.

Am besten vertragen wird gedünstetes Gemüse und vor allem warme Kost. Kaffee und Süßigkeiten sind mit Vorsicht zu genießen, denn sie verbrauchen eine Menge Phosphat und führen so zu Störungen des Phosphatstoffwechsels.

Das Schüßler-Salz Nr. 5 hat noch ein weiteres Anwendungsgebiet, das in vielen Büchern etwas stiefmütterlich abgehandelt wird. Es wirkt hervorragend gegen hohes Fieber (über 39 °C). Erstes Fiebermittel der Wahl ist natürlich das 3. Schüßler-Salz (Ferrum phosphoricum), das jedoch seine Wirkung nur bei Fieber bis 39 °C entfaltet. Steigt das

Fieber höher, ist Kaliumphosphat gefragt (siehe oben).

▮ Bei Fieber über 39 °C ist Kaliumphosphat das Mittel der Wahl – bitte auch immer einen Arzt aufsuchen.

Das kann Ihnen auffallen

▮ Aschgrauer, ungewaschener Eindruck.
▮ Die Zunge ist gelbbraun belegt, eventuell senffarben, stinkend, auch graue Einfärbungen sind möglich. Die gelbbraune Zungenfärbung ist meiner Erfahrung nach kein sicheres Zeichen für den Bedarf an diesem Salz. Der

Nr. 5: Kalium phosphoricum – das Salz für die Nerven ▶

AUF EINEN BLICK

Hier hilft Schüßler-Salz Nr. 5

▌ Erschöpfungs- und Schwäche-
zustände
▌ Muskel- und Nervenschwäche
(Blasenschwäche, Lähmungen)
▌ Bandscheibenvorfall und Nerven-
wurzelreizungen (siehe auch Seite 50)
▌ Kreisrunder Haarausfall
▌ Schlaflosigkeit, Ein- und Durchschlaf-
störungen
▌ Depressive Verstimmungen (auch an
Salz Nr. 6 und Nr. 10 denken)
▌ Gedächtnisschwäche
▌ Konzentrationsstörungen, bei ADS
eine Alternative zu Salz Nr. 3
▌ Virusinfekte mit hohem Fieber
▌ Verstopfung (Obstipation, beispiels-
weise im Urlaub oder nach innerer
Anspannung), zusammen mit Schüß-
ler-Salz Nr. 10 (Natrium sulfuricum)

Salbe

▌ Nervenschmerzen
▌ Muskelschwäche
▌ Nesselsuchtartige Hautausschläge
▌ Zusammen mit Salbe Nr. 7 gegen
Neuralgien, Lumboischialgien
(Hexenschuss), Gürtelroseschmerzen,
Nacken-, Schulter- und Rückenschmerzen. Diese Salbenmischung
hat einen großen Anwendungsbereich
und gehört in jede Hausapotheke. Sie
können sie sich in der Apotheke her-
stellen lassen – lassen Sie je eine
Packung Nr. 5 und Nr. 7 miteinander
vermischen und in eine Tube oder in
eine Salbenkruke füllen.

Einnahmeempfehlungen

Nervenschmerzen (wie Hexenschuss):
Erwachsene nehmen je 5 Kaliumphos-
phat- und Magnesiumphosphat-
Tabletten und lösen diese in heißem
Wasser auf (= „Heiße 5/7"). Diese
Lösung erst einmal im Mund lassen,
damit sie von der Mundschleimhaut aufgenommen werden kann, dann langsam
schluckweise trinken.
Bei allen anderen Schmerzzuständen
3-mal täglich 1–2 Tabletten, bis die
Schmerzen nachlassen; bei Kindern entsprechend weniger.

Fieber über 39 °C: Bei Kindern über
12 Jahren und Erwachsenen 1-mal
10 Tabletten, in heißem Wasser gelöst,
wie oben beschrieben einnehmen
(= „Heiße 5"); bei Kindern unter
12 Jahren 1-mal 5 Tabletten, bei Kindern
unter 6 Jahren 1 Tablette pro Tag.
Ist das Fieber langsam angestiegen
oder klettert es schon seit Tagen zu
bestimmten Tageszeiten über 39 °C,
nehmen Erwachsene 3-mal 2 Tabletten,
Kleinkinder und Kinder 3-mal 1 Tablette,
und Säuglinge erhalten 1- bis maximal
2-mal 1 Tablette.
Ist das Fieber dann noch nicht
gesunken, bitte sofort zum Arzt!
Bei Fieber unter 39 °C hilft
Nr. 3 (Ferrum phosphoricum)
besser.

Die Welt der Schüßler-Salze

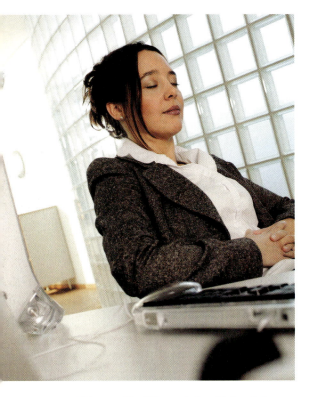

▲ Legen Sie öfter mal eine kleine Entspannungspause ein – das geht auch am Arbeitsplatz.

starke, faulige Mundgeruch ist dagegen immer vorhanden, wenn Kaliumphosphat dringend benötigt wird.
- Eingefallene Schläfen finden sich bei chronischen Störungen im Kaliumphosphat-Haushalt.
- Alle Absonderungen sind nässend, schmierig, jauchig-blutig, ätzend, scharf bis faulig stinkend, trocken; schmierige Schuppen oder Krusten.

Seelische Ebene

Reine Kaliumphosphat-Menschen sind sehr feingliedrige Personen, die wenig nervlichen Puffer haben. Die Haut ist feinporig, dünn, empfindlich und oft trocken. Diese Menschen sind übersensibel und wirken dadurch schnell überdreht. Ihre Belastbarkeit in Stresssituationen ist auffallend gering. Auf private und berufliche Dauerbelastung reagieren diese Menschen mit Schlafstörungen, Schmerzen und Verdauungsproblemen. Ihre Sensibilität macht sie zu einfühlsamen Gesprächspartnern, denen man gerne seine Probleme erzählt. Doch genau das belastet diesen Menschentyp.

Ein reiner Kaliumphosphat-Mensch übersteht die heute übliche stressige Lebensweise nur gut, wenn er stets auf sich und sein großes Erholungsbedürfnis achtet. Besonders durch geistige Arbeit, auch am PC, ist er schnell ausgelaugt. Hier hilft neben Ruhe die unterstützende Gabe von Kaliumphosphat.

Besonders wichtig für diese Menschen ist Rhythmus in der Lebensführung und auch bei der Nahrungsaufnahme. Schichtarbeit ist nie gesund, aber für Kaliumphosphat-Menschen ist sie reines Gift.

Nr. 6: Kalium sulfuricum – das Salz für die Entgiftung

Kaliumsulfat, schwefelsaures Kalium; chemische Formel K_2SO_4; die Regelpotenz ist D6

Kaliumsulfat ist ein Mineralsalz, das man vor allem in den Oberhautzellen und in den Muskeln findet.

- Kaliumsulfat ist das Hauptmittel des 3. Entzündungsstadiums und kommt bei fast allen chronischen Krankheiten zum Zuge.

Die Behandlung chronischer Infekte, besonders chronischer Nasennebenhöhleninfekte, ist ein Fall für das 6. Schüßler-Salz – hier aber auch an Nr. 11 (Silicea) denken.

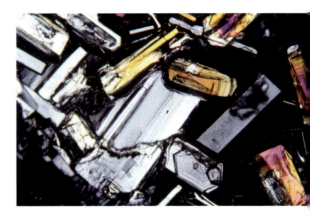

▲ Kalium sulfuricum – für die Entgiftung und das 3. Entzündungsstadium

Kaliumsulfat hilft beim Abnehmen

Mir fällt in der Praxis auf, dass es immer mehr Menschen mit Kaliumsulfat- und Natriumsulfat-Problemen gibt. Auch Menschen, die eigentlich einem anderen Typus entsprechen, weisen oft Störungen bei diesen Salzen auf. Das liegt meines Erachtens an der zunehmenden „Überfütterung" durch vitalstoffarmes Essen und dem allgemeinen Bewegungsmangel. Denken Sie immer daran: Alles, was Sie zu viel essen, tragen Sie als Ballast für Ihren Stoffwechsel und Ihre Gelenke mit sich herum. Das lohnt sich nie. Das Schlimme daran ist, dass Stoffwechselprobleme, die durch Kaliumsulfat-Störungen bedingt sind, mit der Zeit dazu führen, dass man trotz weniger Essen oder Fasten keinen Gewichtsverlust mehr verzeichnet. Wenn Sie dieses Phänomen bei sich beobachten, dann sollten Sie Ihre nächste Abnehmkur mit Kaliumsulfat – 3-mal täglich 1–2 Tabletten – unterstützen.

GUT ZU WISSEN

Die Welt der Schüßler-Salze

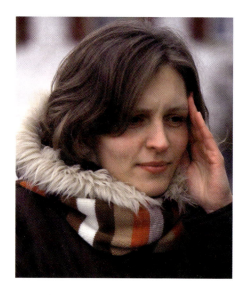

▲ Kopfschmerzen verschwinden häufig nach einer Entgiftung des Körpers mit Schüßler-Salz Nr. 6.

Sie können Kaliumsulfat auch zur Nachbehandlung chronischer Infekte einsetzen, wenn Sie ein Antibiotikum einnehmen mussten und nun noch die Krankheitsreste entgiften möchten. Denn: Ein Antibiotikum kappt nur die Spitze des Eisberges und dämmt die Keimvermehrung ein oder tötet Keime ab. Gesund sind Sie aber erst, wenn die Erreger den Körper vollständig verlassen haben und die gesunden Verhältnisse wiederhergestellt sind. Dafür ist Kaliumsulfat bestens geeignet.

Das 3. Entzündungsstadium (siehe Seite 107) ist unter anderem dadurch gekennzeichnet, dass Krankheitserreger und Stoffwechselprodukte nicht rechtzeitig abtransportiert werden können.

GUT ZU WISSEN

Achtung – Entgiftungsreaktionen

Das dritte Entzündungsstadium kann voller Überraschungen stecken. Vor allem dann, wenn Sie mehr als einen Entzündungsherd haben oder es sich um einen besonders resistenten Herd handelt, was man vor Beginn der Behandlung selten weiß, kann es zu – bei Schüßler-Salzen sonst nicht üblichen – Entgiftungsreaktionen kommen. Entgiftungsreaktionen bei Schüßler-Salzen sind eigentlich nur bei den Sulfaten, den Salzen Nr. 6 und Nr. 10, und bei Silicea, dem Salz Nr. 11, zu finden. Diese Reaktionen sind daran erkennbar, dass plötzlich die Symptome, die behandelt werden, sich erst einmal verstärken oder dass die Zunge plötzlich stark belegt ist, was vor der Behandlung nicht der Fall war. Auch übel riechender Schweiß und anfänglich Kopfschmerzen sind möglich.

Wenn Sie also wissen oder befürchten, dass Sie zu verstärkten Entgiftungsreaktionen neigen, beginnen Sie vorsichtshalber mit einer niedrigeren Dosierung: Am 1. Tag mittags 1–2 Tabletten. Bei Ausbleiben von Reaktionen können Sie an den darauf folgenden Tagen die Dosis auf 2-mal 2 Tabletten erhöhen.

Nr. 6: Kalium sulfuricum – das Salz für die Entgiftung ▶

Sie sammeln sich nach und nach in der der Haut, im Bindegewebe und im Verdauungstrakt an und lagern sich dort ab. Das behindert den gesamten Stoffwechsel, auch den Hormonstoffwechsel, und führt so zu vielfältigen Störungen:
- Verdauungsstörungen, Leberfunktionsstörungen
- Kopfschmerzen, Migräne
- Gewichtszunahme
- Unreine Haut, Pigmentstörungen
- Prämenstruelles Syndrom und andere hormonelle Störungen bis hin zu
- Depressionen

Kaliumsulfat ist das wichtigste Lebermittel in der Biochemie und neben Natriumsulfat – dem Schüßler-Salz Nr. 10 – das wichtigste Entgiftungsmittel in der Biochemie.

- Wenn Sie Kaliumsulfat einnehmen, fördern Sie damit alle Entgiftungsvorgänge über die Haut und über die Leber.

Wie Kaliumchlorid, so wirkt auch dieses Kaliumsalz in der Zelle und unterstützt dort die Verbrennungsprozesse. Es verbessert, zusammen mit dem Salz Nr. 3, die Sauerstoffversorgung der Zellen, beeinflusst den Eiweißstoffwechsel und verstärkt den Eiweißabbau. Wenn Sie an chronischen Infekten leiden, die dem 3. Entzündungsstadium entsprechen, ist es besonders wichtig, dass Sie Ihren Kaliumsulfat-Stoffwechsel entlasten,

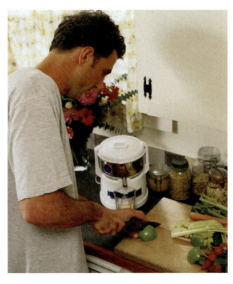

▲ Viel Gemüse und wenig tierisches Eiweiß – idealer Schutz vor Stoffwechselkrankheiten.

indem Sie weitgehend auf tierische Eiweiße verzichten und die Entgiftung und den Eiweißstoffwechsel mit Kaliumsulfat unterstützen. Generell wird heute zu viel tierisches Eiweiß gegessen. Das belastet den Kaliumsulfat-Stoffwechsel und fördert die Entstehung von Stoffwechselkrankheiten, chronischen Infekten und Hauterkrankungen.

In den Oberhautzellen unterstützt es die Bildung von neuen Hautzellen und ist so zusammen mit Schüßler-Salz Nr. 1 (Calcium fluoratum) ein gutes Hautregenerationsmittel. Kaliumsulfat wirkt auch entzündungshemmend

Die Welt der Schüßler-Salze

> ### Hinweis
>
> #### Zunächst vorsichtig dosieren
> Nehmen Sie mittags 2 Tabletten ein und warten Sie bis zum nächsten Tag ab. Wenn es zu keiner Verschlimmerung des Ekzems kommt, dann erhöhen Sie die Dosis auf 2-mal 2 Tabletten. Wenn Sie wissen, dass Sie auch auf biologische Mittel immer schnell und heftig reagieren, weichen Sie erst einmal auf die Salbe Nr. 6 aus – sie wirkt sanfter.

auf die Haut, auch bei Ekzemen ist es hilfreich.

- Vorsicht, Erstverschlimmerung: Das Ekzem kann erst einmal stärker werden.

Entgiftungsvorgänge können im ersten Schritt den Körper so stark anregen, dass erst einmal alle Gifte aufgewirbelt werden und zu viele Stoffe über die Haut ausgeschieden werden (siehe auch Seite 24).

Das kann Ihnen auffallen
- Bräunlich-gelber Hautton, bräunliche und gelbliche Flecken, Pigmentstörungen.
- Die Haut ist eher grobporig, kann aber trocken sein.
- Augen meist braun („Lebertyp").

- Zunge gelbbraun, schleimig.
- Alle Absonderungen sind nässend, gelb-braun, auch schleimig, trocken, viele gelbliche Oberhautschuppen, klebriger Grund.

Seelische Ebene
Ein Mensch, der zu viele Stoffwechselgifte und auch alte Krankheitsherde mit sich herumträgt, „brodelt" innerlich immer mehr oder weniger. Unterschwellig aggressiv könnte man diesen Zustand auch nennen, der sich vor allem im Ausdruck der Augen zeigt – der Blick hat etwas „Finsteres". Die gesamte Körperhaltung dieses Menschen ist angespannt. Anders als bei der angespannten Haltung der Nerventypen wie dem Kaliumphosphat-Menschen ist diese Anspannung jedoch durch eine aggressive Grundhaltung geprägt. Ich hatte kürzlich eine Patientin mit einer starken Kaliumsulfat-Störung in meiner Praxis, die es durch ihre starke Spannung geschafft hat, die Sicherungen

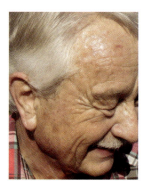

◀ Typische Kalium-sulfuricum-Haut.

Nr. 6: Kalium sulfuricum – das Salz für die Entgiftung ◀

AUF EINEN BLICK

Hier hilft Schüßler-Salz Nr. 6

▪ Chronische Hauterkrankungen
  (mit Abschuppung)
▪ Schleimhautirritationen (beispiels-
  weise gelbschleimige Katarrhe)
▪ Chronischer Schnupfen
▪ Nasennebenhöhlen-Vereiterungen mit
  gelbem bis gelbbraunem Sekret
▪ Vermehrte Talgabsonderung
▪ Nagelwachstumsstörungen –
  hier auch in Kombination mit dem
  1. Schüßler-Salz (Calcium fluoratum)
▪ Störungen des Haarwachstums in
  Verbindung mit Salz Nr. 11 (Silicea)
▪ Allgemeine Mattigkeit, depressive
  Verstimmungszustände
▪ Wenn Pfunde trotz weniger Essen
  nicht „purzeln" wollen
▪ Zur Nachbehandlung nach
  Antibiotikatherapie

Salbe

▪ Nagelwachstumsstörungen (als
  Salbenmischung mit Salbe Nr. 2)
▪ Altersflecken, Pigmentstörungen,
  auch bei Vitiligo (Weißflecken-
  krankheit)
▪ Chronische Hauterkrankungen,
  Ekzeme
▪ Schlecht heilende Wunden – hier soll-
  ten Sie aber zunächst an das Salz
  Nr. 4 denken

Einnahmeempfehlungen

Im Regelfall 3-mal 1 Tablette täglich.
Sollte diese Dosierung nicht zum Erfolg
führen, kann die Dosis auf 3-mal 2 Tabletten erhöht werden.
  Bei chronischen Entzündungen ist
dieses Salz meist für eine längere
Anwendungszeit gedacht.

---

meines Testgerätes zum Durchbrennen
zu bringen.

Wie stark die innere Anspannung der
Kaliumsulfat-Menschen ist, hängt von
der Art und Stärke der Stoffwechsel-
belastung ab. Nicht selten werden die

Betroffenen auch depressiv. Sobald der
Mensch sich richtig entgiftet und auch
seine Lebensweise umstellt, wird er
entspannter. Denn eigentlich sind diese
Personen sehr lebenslustig und wollen
das Leben gerne in vollen Zügen genießen.

Die Welt der Schüßler-Salze

Nr. 7: Magnesium phosphoricum – das Krampf- und Schmerzmittel

Magnesiumphosphat, phosphorsaures Magnesium, Magnesiumhydrogenphosphat; chemische Formel MgHPO$_4$ x 3 H$_2$O; die Regelpotenz ist D6

Magnesiumphosphat kommt in Muskel-, Nerven- und Blutzellen vor. Störungen im Magnesiumphosphat-Stoffwechsel führen meist zu Krämpfen und Unruhe. Magnesiumphosphat ist *das* Krampf- und Schmerzmittel in der Biochemie, denn es dämpft die Erregbarkeit von Nerven und Muskeln.

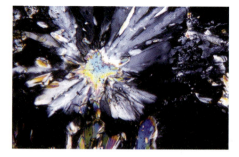

▲ Magnesium phosphoricum.

▌ Magnesiumphosphat ist wie Eisenphosphat ein wichtiges Akutmittel in der Biochemie.

Demzufolge tritt die Wirkung schnell ein und Sie können Ihren Behandlungserfolg in kürzester Zeit erfahren. So ist es das Salz, mit dem Sie als Anfänger die schnellsten und sichersten Erfolge erzielen können. Wenn Sie gerade erst mit der „Schüßlerei" anfangen, kann ich Ihnen nur empfehlen, zuerst einmal dieses Salz kennenzulernen. Da jeder Mensch irgendwann in seinem Leben einmal Schmerzen hat, werden Sie dieses Salz für sich oder für Ihre Familie in jedem Fall brauchen.

Neben innerer Anspannung und Unruhe sind Kopf- und Nackenschmerz weitere Symptome, die sich häufig nach übermäßiger geistiger Betätigung, vor allem aber am Computer zeigen. Sie gehen nicht selten mit der für Magnesiumstörungen typischen Wangenröte einher. Wie oft sehe ich abends bei meinen Vorträgen Menschen mit der so genannten Magnesiaröte im Gesicht. Wenn ich sie dann frage, ob sie gerade Kopf- oder Nackenschmerzen durch zu lange Computerarbeit haben, bekomme ich immer ein erstauntes „Ja?!" zu hören. Da Magnesiumphosphat ein Akutmittel ist, zeigt sich bei einer vorübergehenden Störung sofort die Magnesiaröte.

Nr. 7: Magnesium phosphoricum – das Krampf- und Schmerzmittel ▶

Sie ist ein sicheres Zeichen für den momentanen Bedarf an diesem Salz. Achten Sie mal auf Ihre Mitmenschen, und Sie lernen Erstaunliches aus ihren Gesichtern zu lesen. Diese Zeichen sind sehr hilfreich, wenn plötzlich Schmerzen oder andere Probleme auftreten, die Sie nicht einordnen können.

Beispielsweise kündigt sich ein Asthmaanfall oft mit den roten Magnesiawangen an. Wenn Sie an Asthma leiden, gehört das Salz Nr. 7 in Ihre Handtasche. Sie werden zwar nicht gänzlich auf die Einnahme von Asthma-Medikamenten verzichten können, aber zusammen mit einer Ernährungsumstellung und der passenden Schüßler-Salz-Kombination kann die Einnahme dieser Medikamente doch deutlich reduziert werden. Die passende Schüßler-Salz-Kombination sollten Sie besser von Ihrem Arzt oder Heilpraktiker ermitteln lassen.

▪ Asthma gehört zu den chronischen , nicht nach „Schema F" zu behandelnden Krankheiten und erfordert den regelmäßigen Gang zu Ihrem Lungenfacharzt!

Magnesiumphosphat hat darüber hinaus wichtige Funktionen im Energiestoffwechsel zu erfüllen und ist neben den Salzen Nr. 1 und Nr. 2 am Aufbau von Knochen und Zähnen beteiligt. Auch im Verdauungstrakt erfüllt es wichtige Aufgaben und kann, ähnlich wie das 3. Schüßler-Salz, sowohl gegen Verstopfung als auch gegen Durchfall eingesetzt werden, da es direkt auf die Darmmuskulatur einwirkt.

Das kann Ihnen auffallen

Wenn Sie dringenden Bedarf an Magnesiumphosphat haben, macht sich das zuerst an den meist kreisrunden, hoch-

Schokoladengier – Hinweis auf Magnesiumphosphat-Mangel

Was zu Schüßlers Lebzeiten noch kein Thema war, heute aber den Einsatz dieses Schüßler-Salzes immer mehr in den Blickpunkt rückt, sind die zunehmende Computerarbeit und der erhöhte Schokoladenverzehr. Der Magnesiumphosphat-Stoffwechsel wird vor allem durch stundenlange geistige Arbeit, Computerarbeit oder Dauerfernsehen nachhaltig gestört. Schokoladengier, ebenfalls weit verbreitet,

ist eine unmittelbare Folge des gestörten Magnesiumphosphat-Haushaltes.

Typisch ist auch das Phänomen, das viele von Lernsituationen vor Prüfungen kennen: Sie pauken stundenlang und brauchen dazu was Süßes, am liebsten Schokolade. Klar, denn die hochkonzentrierte geistige Betätigung verbraucht Magnesiumphosphat, und das äußert sich u. a. in der Lust auf Schokolade.

GUT ZU WISSEN

61

Die Welt der Schüßler-Salze

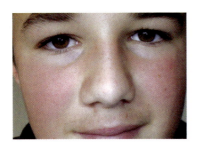

▲ Magnesiaröte im Gesicht.

roten Flecken auf beiden Wangen bemerkbar. Diese Rötung wirkt unnatürlich und wird als Magnesiaröte, Lampenfieberröte oder auch Schamröte bezeichnet. Auch hektische Flecken am Hals oder im Gesicht sind erkennbar. Auf den ersten Blick ist die Rötung leicht mit der Ferrumröte zu verwechseln. Die Unterscheidung ist ganz einfach: Im Gegensatz zur Ferrumröte sind die Wangen bei der Magnesiaröte kühl.

Bei Schmerzen ist Magnesiumphosphat immer das Mittel der Wahl, besonders aber, wenn die Schmerzen wandern, das heißt, wenn sie sich nicht auf einen Bereich eingrenzen lassen, wie das bei Zahnschmerzen häufig der Fall ist.
▌ Die Zunge ist stets rein, ohne Belag und feucht glänzend.
▌ Der auffallende Heißhunger nach Schokolade ist ebenfalls ein deutlicher Hinweis auf eine Magnesiumphosphat-Störung.

Seelische Ebene

Magnesiumphosphat-Menschen sind meist schüchtern und zurückhaltend. Die Magnesiaröte, die Schamröte ist ein Ausdruck ihrer Schüchternheit. Diese Menschen neigen zu Lampenfieber und sind daher innerlich sehr angespannt. Schmerzen und Krämpfe sind letztlich nichts anderes als ein Zeichen starker innerer Anspannung. Die Magnesiaröte entsteht aber auch durch Elektrosmog oder wenn Menschen ihren Phosphatstoffwechsel durch falsche Lebensweise völlig durcheinander bringen. So kann ich bei meinem Sohn Matteo und seinen Freunden nach längeren Computer-Sessions immer schmunzelnd die unterschiedlichen Stärken ihrer Magnesiaröte im Gesicht beobachten, je nach Typ. Da Matteo selbst kein Magnesium-Mensch ist, zeigt er kaum Rötung. Einer seiner Freunde neigt generell zu Magnesiumphophat-Störungen, da er Asthmatiker ist; bei ihm ist die Röte immer besonders auffallend. Mein Kommentar in solchen Fällen: „Aha, darf ich mal wieder eine Runde Magnesiumphosphat ausgeben?" Was mit anderen Worten heißt: „Raus ins Freie und weg vom PC – es reicht für heute!"

Störungen im Magnesiumphosphat-Stoffwechsel laugen den Menschen aus und machen ihn kraftlos. Mangelnde Durchsetzungskraft ist Ausdruck dieser Kraftlosigkeit – ebenso die „Suchtnei-

Nr. 7: Magnesium phosphoricum – das Krampf- und Schmerzmittel ◄

AUF EINEN BLICK

So hilft Ihnen Schüßler-Salz Nr. 7

- Krämpfe der Muskulatur (beispielsweise Wadenkrämpfe, Bauchkrämpfe)
- Schmerzen (Kopfschmerzen, Migräne, Regelschmerzen)
- Nieren- und Gallenkoliken
- Nervliche Erregungs- und Unruhezustände
- Krampfartiger Husten (Reizhusten, Kitzelhusten)
- Asthma – nicht ohne therapeutische Unterstützung!
- Hitzewallungen, auch durch die Wechseljahre bedingte, mit hochrotem Kopf ohne Schweißbildung
- Verstopfung oder Durchfall
- Durchblutungsstörungen, die durch Arteriosklerose bedingt sind
- nervös bedingte Schlafstörungen, also wenn Sie nicht abschalten können
- Konzentrationsmangel, Schlafstörungen und Kopfschmerzen durch zu viel Elektrosmog, Fernsehen, Computerarbeit, Computerspiele

Salbe
- Muskelverspannungen und Muskelschmerzen
- Hautjucken
- Nervöse Verdauungsstörungen
- Schuppenflechte (trockene, juckende Ekzeme)
- Bei Lumboischialgien vermischt mit Salbe Nr. 5 (siehe Seite 50)

Einnahmeempfehlungen
- **Bei akuten Schmerzen:** 3-mal täglich 2 Tabletten im Mund zergehen lassen. Oder die „Heiße Sieben": 10 Tabletten in heißem Wasser auflösen und langsam schluckweise trinken.
- **Bei chronischen Schmerzen:** 3-mal täglich 1–2 Tabletten vor den Mahlzeiten im Munde zergehen lassen.

gung" zu Schokolade. Viele Menschen verbringen heutzutage ihre Arbeitstage am Computer. Die Belastungen durch Elektrosmog sind eine Sache – die seelische Schwächung des Menschen eine andere. Wenn Sie auch zu denen gehören, die viel am PC arbeiten müssen,

können Sie diesen auslaugenden Tendenzen entgegenwirken, indem Sie nach PC-intensiven Tagen 2–4 Tabletten Magnesiumphosphat einnehmen – in diesem Fall in der Potenz D12. Wenn Sie bereits Schmerzen haben, sollten Sie die Potenz D6 bevorzugen.

Die Welt der Schüßler-Salze

Nr. 8: Natrium chloratum – der Flüssigkeitsregulator

Natriumchlorid, Natrium muriaticum, Chlornatrium, Kochsalz; chemische Formel NaCl; die Regelpotenz ist D6

Natriumchlorid ist nichts anderes als Kochsalz, und das befindet sich in geringen Konzentrationen in allen Geweben und Körperflüssigkeiten. An der Kalium-Natrium-Pumpe (siehe Seite 47) ist dieses Natriumsalz der Gegenspieler zum Kaliumchlorid, dem 4. Schüßler-Salz.

Natriumchlorid reguliert die Druckverhältnisse *außerhalb* der Zellen. Zu viel oder zu wenig Natriumchlorid ist gefährlich für die Gesundheit. Zu viel – heute durch die reichlich gesalzene Nahrung ein großes Problem – führt auf Dauer zur Blutdruckerhöhung. Zu wenig trocknet den Menschen aus und verhin-

GUT ZU WISSEN

Natriumchlorid sorgt für die richtige Flüssigkeitsverteilung

Am Beispiel des 8. Schüßler-Salzes lässt sich das Wirkprinzip der Schüßler-Therapie noch einmal verdeutlichen: Das Schüßler-Salz Nr. 8 ist ein nach den Regeln der Homöopathie potenziertes Kochsalz. Und doch hat es eine völlig andere Wirkung als Kochsalz. Hieran lässt sich besonders gut zeigen, dass eine Störung des Kochsalz-Haushaltes etwas anderes ist als ein „Mangel". Die wenigsten Menschen leiden an einem Kochsalzmangel. Meist ist das Gegenteil der Fall: Es wird viel zu salzhaltig gegessen und dies ist mit ein Grund für den inzwischen zur Volkskrankheit gewordenen Bluthochdruck. Nach Dr. Schüßlers Denkweise gilt hier: Ein Mensch mit Bluthochdruck hat eine Störung des Kochsalz-Haushaltes – und Hilfe bringen hier kleinste

Mengen (!) von Natriumchlorid in der Potenz D 6 oder D 12, die den Körper dazu anregen, die Fehlverteilung des Kochsalzes wieder zu beseitigen. Erst durch die hochmolekulare Aufbereitung als Schüßler-Salz kann das Natriumchlorid den Mineralstoffhaushalt der Zellen ausgleichen. Herkömmliches Kochsalz ist zu grob strukturiert und erzielt diesen Effekt nicht.

Natürlich reicht es im Falle eines bestehenden Bluthochdrucks nicht aus, nur das Salz Nr. 8 einzunehmen und dabei weiterhin kiloweise übersalzene Wurst zu essen – die Nr. 8 wird es schon regeln. Hier ist eine Änderung der Ess- und oft auch der Lebensgewohnheiten zu fordern, wodurch die Wirkung der regulierenden Schüßler-Salze enorm unterstützt wird.

Nr. 8: Natrium chloratum – der Flüssigkeitsregulator

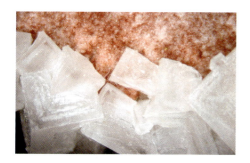

▲ Natrium chloratum – das Salz für den Flüssigkeitshaushalt.

Ein ausgeglichener Flüssigkeitshaushalt des Körpers ist Voraussetzung für den Transport aller Nährstoffe. Die Wirkung von Natriumchlorid erstreckt sich dabei auf alle Körperflüssigkeiten: Blut, Lymphe, Gewebeflüssigkeit, Schweiß, Schleim, Verdauungssäfte – auch die Magensäure. Dieses Salz wirkt auch gut gegen klimakterisch bedingte Hitzewallungen, bei denen der Schweiß wie Wasser läuft.

dert so wichtige Stoffwechselfunktionen. Bei Flüssigkeits- und auch bei Blutverlusten ist deshalb die Infusion mit physiologischer Kochsalzlösung (0,9%ig) eine lebenswichtige Maßnahme. Natriumchlorid ist somit für die Aufrechterhaltung der gesunden Druckverhältnisse in den Zellen verantwortlich – man spricht vom osmotischen Druck.

Bei Veränderungen des Säure-Basen-Haushaltes kommt es schnell zu Unregelmäßigkeiten des Natriumchlorid-Stoffwechsels, was sich in Störungen des Wasserhaushaltes äußert. Die Folgen sind Flüssigkeitsansammlungen und Stauungsödeme – oder Flüssigkeitsmangel, wie beispielsweise ausgetrocknete Schleimhäute. Natriumchlorid wirkt wie Kaliumchlorid ausgesprochen ausgleichend auf alle Schleimhäute.

Info

Hilfe bei Hitzewallungen

- Bei plötzlichem Hitzegefühl, vor allem im Kopf, mit hochroten Wangen: Schüßler-Salz Nr. 7 (Magnesium phosphoricum D12).
- Bei Hitzewallungen mit Schweißausbrüchen, wenn der Schweiß wie Wasser schwallartig läuft: Schüßler-Salz Nr. 8 (Natrium chloratum D 6); wenn der Schweiß stark sauer riecht: Schüßler-Salz Nr. 11 (Silicea)

Für die Behandlung von Beschwerden, die durch die Wechseljahre ausgelöst werden, ist Natriumchlorid als Schüßler-Salz unentbehrlich. Mit Beginn der Wechseljahre lässt natürlicherweise die Östrogenproduktion nach, was sich nachhaltig auf den Flüssigkeitshaushalt im Körper auswirkt. Denn die Östrogene binden Wasser und Gewebsflüssigkeiten. Je weniger Östrogene vorhanden

Die Welt der Schüßler-Salze

sind, umso trockener werden Haut und Schleimhäute. Aber auch Blutdruckerhöhung kann die Folge des veränderten Flüssigkeitshaushaltes sein.

Ein gestörter Flüssigkeitshaushalt und dringender Bedarf an Schüßler-Salz Nr. 8 besteht auch bei Heuschnupfen. Ein Hauptsymptom ist die laufende Nase – mit wässrigem, leicht schleimigem Sekret – typisch für Natriumchlorid.

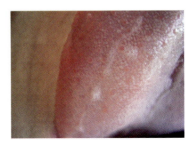

▲ „Schleimstraßen" und Bläschen auf der Zunge zeigen den Bedarf an Nr. 8.

- Das Schüßler-Salz Nr. 8 kommt immer dann zur Anwendung, wenn die Gesundheitsstörungen sich in zu viel oder zu wenig Flüssigkeit äußern.

Ob Heuschnupfen, Mangel an Tränenflüssigkeit, knackende Gelenke oder Bluthochdruck – dahinter steckt immer der gestörte Wasserhaushalt. Die Hauptwirkrichtungen sind: zu trocken oder zu nass. Beispielweise lässt sich zu wenig Tränenflüssigkeit gut mit diesem Schüßler-Salz behandeln.

Das kann Ihnen auffallen
Je nach Art der Natriumchlorid-Störung fallen zwei Extreme auf:
- Zu viel Flüssigkeit: Wasseransammlungen, auch in den Gelenken; das Gesicht wirkt aufgeschwemmt und gedunsen („Platzbacken", schmierige Lidränder); es kommt zu viel wasserklaren Ausscheidungen (starkes Schwitzen, der Schweiß läuft wie Wasser), und es besteht großes Verlangen nach Salzigem.
- Zu wenig Flüssigkeit: Trockene Haut und Schleimhäute, die Gelenke knacken bei Bewegung, das Gesicht wirkt eingefallen und ausgetrocknet, salzige Kost wird meistens abgelehnt.
- In beiden Fällen ist die Zunge rein mit Schleimstraßen und Wasserbläschen.
- Alle Absonderungen sind nässend, reichlich, dünn, hell-wässrig, glasigschleimig.

Seelische Ebene
Ein Natriumchlorid-Mensch ist wie der Kaliumchlorid-Mensch stark emotional geprägt. Eine Person mit ausgeglichenem Natriumchlorid-Haushalt ist fröhlich. Die seelische Grundstimmung ist Trauer und Freude. Ist der Natriumchlorid-Stoffwechsel gestört, finden sich die Extreme: Entweder die Körperflüssigkeiten geraten ins Stocken und es kommt zu Stauungen oder Austrock-

Nr. 8: Natrium chloratum – der Flüssigkeitsregulator ◄

AUF EINEN BLICK

Hier hilft Schüßler-Salz Nr. 8

- Trockene Haut/trockene Schleimhäute (beispielsweise trockene Augen)
- Fließschnupfen, durch Infekt oder Pollen bedingt (Natriumchlorid ist das Hauptmittel bei Heuschnupfen)
- Verdauungsstörungen durch Störung des Flüssigkeitshaushaltes (beispielweise Durchfall, Magenkatarrh, Verstopfung)
- Hormonelle Störungen, Wechseljahresbeschwerden, besonders bei Hitzewallungen mit starker Schweißbildung
- Myome und Zysten
- Kopfschmerzen
- Bluthochdruck (Nr. 8 als unterstützende Therapiemaßnahme)
- Durchblutungsstörungen mit kalten Händen und Füßen
- Hautausschlag mit wässriger Bläschenfüllung, Herpes, Gürtelrose

- Vermehrter/verminderter Speichel- und Tränenfluss
- Knackende Gelenke
- Gelenkrheumatismus

Salbe
- Hautbläschen mit klarem, wässrigem Inhalt (beispielsweise Blasen am Fuß)
- Hautschuppungen und trockene Haut
- Wunde Nase, beispielsweise bei Schnupfen
- Trockene Haut
- Scheidentrockenheit

Einnahmeempfehlungen
- **Bei akutem Geschehen:** 3-mal täglich 2 Tabletten, bis die Symptome abklingen.
- **Bei Heuschnupfen:** während der Pollensaison 3-mal täglich 1 Tablette.
- **Bei chronischen Erkrankungen:** 3-mal 1 Tablette über mehrere Monate mit anschließender 6-wöchiger Pause.

nung – oder sie laufen über. Auf der emotionalen Ebene geschieht dasselbe – die Gefühle laufen über oder sie verkümmern. Ein Mensch mit einem gestörten Natriumchlorid-Haushalt ist traurig, weinerlich – „hat nahe am Wasser gebaut". Oder aber er kann gar nicht mehr weinen, obwohl er innerlich sehr traurig ist.

Seelisch rührt die Problematik, wie so oft, aus frühester Kindheit, in der ein Mangel an Geborgenheit im familiären Umfeld den Flüssigkeitshaushalt gestört hat. Das 8. Schüßler-Salz kann hier ausgleichend wirken, selbst wenn Störungen bereits früh angelegt wurden.

Die Welt der Schüßler-Salze

Nr. 9: Natrium phosphoricum – das Stoffwechselsalz

Natriumphosphat, phosphorsaures Natrium, Natriummonohydrogenphosphat; chemische Formel Na$_2$HPO$_4$ x 12 H$_2$O; die Regelpotenz ist D6

Natriumphosphat befindet sich wie die meisten Phosphate überwiegend in Gehirn-, Nerven-, Muskel- und Blutzellen, aber auch in der Gewebsflüssigkeit.

Natrium phosphoricum ist das wichtigste Salz für die Niere, denn es hält Harnsäure in Lösung. Es fördert zusammen mit Schüßler-Salz Nr. 11 (Silicea) die Ausscheidung der Harnsäure und anderer nierenpflichtiger Stoffe. Damit wirken die Salze Nr. 9 und Nr. 11 der Übersäuerung des Organismus entgegen. Besonders, wenn Sie viel Fleisch, Wurstwaren und Süßigkeiten essen, wird der Natriumphosphat-Haushalt durcheinander gebracht.

▌ Menschen, die dringend Natriumphosphat als Schüßler-Salz benötigen, haben in der Regel ein starkes Verlangen nach Süßigkeiten.

Die Lust auf Schokolade finden Sie auch bei Bedarf an Schüßler-Salz Nr. 7 (Magnesiumphosphat). Schon möglich, dass beide Haushalte gestört sind und

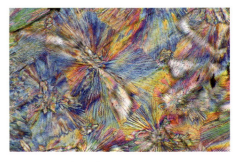

▲ Natriumphosphat – zur Entsäuerung.

sowohl die Nieren als auch das Nerven- und Muskelsystem Probleme bereiten.

Natriumphosphat reguliert den Säure-Basen-Haushalt durch Förderung des Säurenabbaus und Anregung der Ausscheidung über die Nieren. Bedarf an Natriumphosphat besteht laut Dr. Schüßler, „wenn Kinder mit Milch und Zucker überfüttert worden sind". Dr. Schüßler spricht davon, dass die Kinder infolge dieser Fehlernährung durch die überschüssige Säure krank werden.

Phosphate haben, wie auf Seite 35 (bei Salz Nr. 2) ausführlich beschrieben, eine

Nr. 9: Natrium phosphoricum – das Stoffwechselsalz

puffernde Wirkung gegen zu viel Säuren und sind am Aufbau der Knochen beteiligt. Da Schüßler-Salze durch ihre homöopathische Zubereitung – die Potenzierung – den Zellstoffwechsel anregen, wird durch die entsäuernde Wirkung des Natriumphosphats die Energiegewinnung der Zelle verbessert.

■ Natriumphosphat ist zusammen mit Nr. 4 (Kalium chloratum) das wichtigste Mittel bei Sodbrennen.

Nr. 9 normalisiert die Stoffwechseltätigkeit nach zu fettreicher und zu eiweißhaltiger Kost – bis zu einem gewissen Grad. Bei chronischen Fällen von Sodbrennen, wenn die Magenschleimhäute schon stark entzündet sind, sollten Sie einen Therapeuten aufsuchen, der Ihnen eine individuelle Schüßler-Salz-Kombination zusammenstellt, denn die Probleme bei chronischer Belastung können komplexer sein. Mitunter gebe ich das Schüßler-Salz Nr. 23 (Natrium bicarbonicum) dazu. Das hängt vom „Typ" ab.

Hinweis

Magenschleimhautentzündung

Denken Sie hier auch immer an ein Schleimhautmittel – ein Chlorid: Die Salze Nr. 4 (Kaliumchlorid) und Nr. 8 (Natriumchlorid) kommen hierfür in Frage.

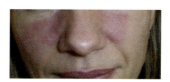

◄ „Säuremaske".

Das kann Ihnen auffallen

■ Ganz typisch für eine Natriumphosphat-Störung ist die „Säuremaske" – eine dunkelrote Verfärbung über Wangen und Nase in der Form eines Schmetterlings.
■ Das Kinn, die Kinnspitze ist oft entzündlich rot mit Pickeln und Mitessern.
■ Stumpfer Fettglanz, besonders in der T-Zone (Stirn, Nase, Kinn).
■ Der Stuhl kann einen schmierigen Fettfilm aufweisen.
■ Auffallend bei akutem Bedarf ist die Gier auf alles, was süß ist.
■ Die Zunge ist hellgelb-weiß belegt.
■ Alle Absonderungen sind nässend, honiggelb-eitrig, rahmartig, trocken; honiggelbe Kruste

Seelische Ebene

Menschen, die dieses Salz brauchen, sind im wahrsten Sinne des Wortes „sauer" und sehen auch so aus. Der Säure wird im Gesicht durch die „Säuremaske" Ausdruck verliehen. Natriumphosphat-Menschen sind wie alle Phosphat-Typen leicht zu überfordern, sehr sensibel, aber sie zeigen ihre Sensibilität nur ungern. Begegnungen mit anderen überfordern sie schnell

69

Die Welt der Schüßler-Salze

AUF EINEN BLICK

Hier hilft Schüßler-Salz Nr. 9

- Irritation der Haut (Akne, auch jugendliche Akne)
- Übersäuerung des Körpers (beispielsweise bei Beschwerden durch Säurebildner in der Nahrung und/oder Stress, Bewegungsmangel oder Leistungssport)
- Verdauungsstörungen (beispielsweise nach Fettgenuss oder nach zu viel Süßigkeiten)
- Sodbrennen, saures Aufstoßen
- Gallensteine, Koliken
- Blasenentzündungen
- Knochen- und Gelenkbeschwerden
- Gichtanfälle
- Rheuma
- Zur Unterstützung bei Osteoporose
- Fettstoffwechselstörungen (zusammen mit Nr. 10 – Natrium sulfuricum)

Salbe
- Hühneraugen/Furunkel
- Rheumatische Gelenkerkrankungen
- Milchschorf
- Hexenschuss, wenn Nr. 7 (Magnesium phosphoricum) nicht hilft
- Beginnende Brustdrüsenentzündung

Einnahmeempfehlungen
Dieses Salz kann, je nach Dosierung, sehr schnell wirken.
- Bei Sodbrennen und dahinter versteckter Magenschleimhautentzündung zusammen mit Salz Nr. 4 (Kalium chloratum): je 3-mal 2 Tabletten für 2–4 Wochen. Nehmen Sie die Tabletten mindestens 2 Wochen länger, als Sie Symptome haben, denn die Schleimhaut regeneriert sich nicht so schnell von der Entzündung.
- Bei rheumatischen Krankheiten, Gicht, Akne und Hautunreinheiten: täglich 3-mal 1 Tablette über 3 Monate. Danach etwa 6 Wochen Pause. Bei Bedarf kann die Einnahme um weitere 3 Monate verlängert werden.

Das 9. Schüßler-Salz ist auch Bestandteil meiner Entsäuerungs-Kur aus dem Buch „Basenfasten plus – mit Schüßler-Salzen sanft entsäuern" und wird auf der Seite 114 noch einmal vorgestellt.

und sie verstecken sich gerne hinter ihrer „Säuremaske".

- Generell haben Natriumphosphat-Menschen ein Problem damit, anderen zu begegnen und sich mit ihnen auseinander zu setzen.

Sie wirken ähnlich wie der Magnesiumphosphat-Mensch angespannt. Im Gegensatz dazu wirken sie zusätzlich verschlossen, während die „Schamröte" beim Magnesiumphosphat-Mensch etwas Unschuldiges und jugendlich Erfrischendes an sich hat.

Nr. 10: Natrium sulfuricum – das Salz für die Ausscheidung

Natriumsulfat, schwefelsaures Natrium, Glaubersalz, Sal miraculum; chemische Formel $Na_2SO_4 \times 10\ H_2O$; die Regelpotenz ist D6

Natriumsulfat findet sich vor allem in den Gewebsflüssigkeiten und ist das Hauptentschlackungsmittel in der Biochemie. Es entwässert und fördert die Stoffwechselschlackenausscheidung über den Darm.

Durch die Entgiftung wird der gesamte Stoffwechsel angeregt und bei Fasten-

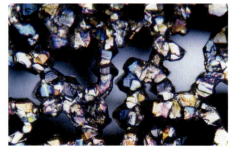

▲ Natriumsulfat – das Ausleitungsmittel.

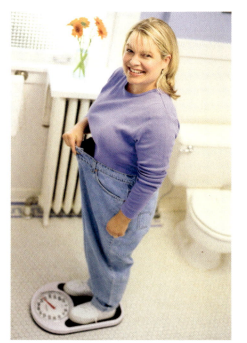

kuren oder bei gesundheitsfördernden Diäten wird die Gewichtsabnahme erleichtert.

Natriumsulfat ist vielen Menschen besser bekannt als Glaubersalz. Wer es kennt, verzieht gleich schmerzhaft sein Gesicht, denn es gibt sicher Angenehmeres, als einen halben Liter Glaubersalz zu trinken, um den Darm während einer Fastenkur damit zu reinigen. Glaubersalz als Schüßler-Salz – in homöopathischer Potenzierung – ist kein

◀ Natriumsulfat entgiftet und erleichtert so das Abnehmen bei einer Diät.

Die Welt der Schüßler-Salze

Abführmittel, aber es entfaltet seine Hauptwirkung auf die Verdauungsorgane Galle, Leber und Bauchspeicheldrüse. Es fördert die Ausscheidung über den Darm, indem es die Entgiftung vorantreibt. Die entgiftende Wirkung erstreckt sich auf alle Körperflüssigkeiten: Blut, Lymphe, Gewebsflüssigkeit, Schleim, Schweiß.

Alle Natriumsalze wirken im Zwischenzellbereich auf die Körperflüssigkeiten, die Kaliumsalze dagegen tief in die Zelle hinein. Das Salz Nr. 10 und das Salz Nr. 6 (Kaliumsulfat) ergänzen sich so perfekt in ihrer entgiftenden Wirkung. Manchmal ist es schwer, zu unterscheiden, welches im Einzelfall besser wirkt, und

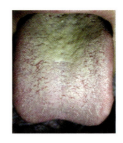

◀ Typischer grünlicher Zungenbelag bei Bedarf an Nr. 10.

es ist kein Fehler, sie zu kombinieren. Beides sind Sulfate und beide entgiften. Beide Typen haben einen gelbbraunen Hautton, und die Feinheiten, wie etwa der leichte Grünstich bei Bedarf an Salz Nr. 10, sind für einen Anfänger nicht sofort erkennbar. Da die meisten Menschen Mischtypen sind, muss auch der „Profi" genau hinschauen.

GUT ZU WISSEN

Welches Salz zum Entwässern?

Sowohl das Salz Nr. 8 (Natrium chloratum) als auch das Salz Nr. 10 wirken entwässernd. Sie fragen sich nun vielleicht, wie Sie unterscheiden sollen, welches Salz in Ihrem Fall am besten hilft. Diese Frage können Sie sich nur beantworten, wenn Sie Ihr Äußeres genau „unter die Lupe nehmen".

Ist Ihr Gesicht blass, wirkt es gedunsen, ist die Zunge frei von Belag und sind allenfalls kleine Schleimbläschen am Zungenrand zu sehen? Dann liegt eine Verteilungsstörung des Natriumchlorids vor, und „frisches" Wasser, das eigentlich im Körper verteilt und verwertet werden sollte, wird durch zu viel Natriumchlorid im Gewebe gebunden – eine Wasseransammlung also.

Hat Ihr Gesicht einen gelbbraunen Unterton, ist Ihre Haut eher grobporig und haben Sie einen gelb-braunen bis grünlichen Zungenbelag, eventuell mit einem bitteren Geschmack? Dann hat sich das von den Zellen und Geweben bereits verbrauchte Wasser (Schlackenflüssigkeit) angesammelt und kann nicht abtransportiert werden, weil eine Verteilungsstörung von Natriumsulfat vorliegt.

Natriumchlorid als Schüßler-Salz ist folglich dann hilfreich, wenn der Wassertransport *zu* den Zellen gestaut ist, und Natriumsulfat als Schüßler-Salz immer dann, wenn der Wasserabtransport *aus* den Zellen gestaut ist.

Nr. 10: Natrium sulfuricum – das Salz für die Ausscheidung ▶

Wenn chronisch entzündliche Krankheiten mit dem Salz Nr. 6 allein nicht in den Griff zu bekommen sind, können Sie zusätzlich 3-mal 1 Tablette des Salzes Nr. 10 in D6 einnehmen. Auch bei Hautunreinheiten können Sie das Salz Nr. 10 anwenden.

Das kann Ihnen auffallen
- Geschwollene Augenlider, vor allem am Morgen: „Bei Lidödem hilft Nummer zehn."
- Entzündliche Röte, vor allem um die Nase.
- Grünlich-bräunlicher Hautton, olivfarbener Schatten um den Mund.
- Meist dunkelbraune Augen.
- Zunge grünlich belegt, manchmal ist es nur ein grüner Streifen in der Mitte, bitterer Geschmack ist möglich.
- Alle Absonderungen sind nässend, gelblich-wässrig, gelblich-grün, grün-eitrig, trocken, gelbliche Schuppen.

Seelische Ebene
Giftbelastung schränkt den Menschen in seiner inneren Freiheit ein. Ein mit Schlacken verstopfter Darm macht Menschen träge und wenig flexibel. So kann das Leben durch eine „verbissene" Brille gesehen werden und Prinzipienreiterei entstehen. Den Menschen belastet das, er spürt es auch, ist aber Sklave seines eigenen Ballasts.

- Loslassen ist hier ein wichtiges Thema, und der Druck – auch der Blutdruck – kann wieder sinken.

Bei Störungen des Natriumsulfat-Stoffwechsels findet man häufig auch erhöhte Cholesterinwerte, die nicht nur eine Folge falscher Ernährung sind. Cholesterin befindet sich in den Zell-

▼ Entgiftung verringert den Druck – körperlich wie seelisch.

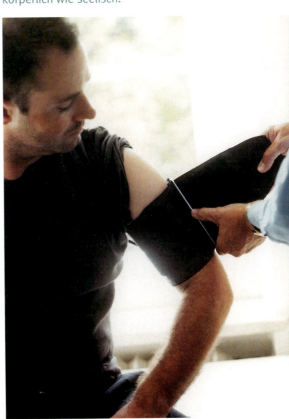

73

Die Welt der Schüßler-Salze

AUF EINEN BLICK

Hier hilft Schüßler-Salz Nr. 10

- Ödeme – vor allem um die Augen
- Giftbelastung (durch Fehlernährung, Alkohol)
- Aknepusteln/-pickel, fettige Haut
- Fettstoffwechselstörungen bei Fettsucht
- Funktionsstörungen der Bauchspeicheldrüse
- Blähungen mit unangenehm riechenden Winden/Blähsucht
- Verdauungsstörungen, Verstopfung (siehe auch Nr. 5 und 8), morgendliche Durchfälle
- Rheumatische Beschwerden
- Kopfschmerzen
- Hohe Blutfettwerte (Cholesterin, Triglyzeride)
- Erhöhte Leberwerte
- Bluthochdruck

Salbe
- Hühneraugen
- Hautpilzerkrankungen
- Bläschen mit eitrigem Inhalt
- Ausschläge mit gelblichen bis braunen Schuppen

Einnahmeempfehlungen

Zur Darmentgiftung 3-mal täglich 2 Tabletten. Wenn Sie von sich wissen, dass Sie normalerweise sehr schnell auf Medikamente reagieren, sollten Sie erst einmal mit 3-mal täglich 1 Tablette beginnen.

Das Schüßler-Salz Nr. 10 ist auch Bestandteil meiner Entsäuerungskur – siehe Seite 114. Wenn Sie den Eindruck haben, dass nicht nur Ihr Darm, sondern auch Ihre Leber, Ihre Nieren und Ihr Bindegewebe eine Entgiftung brauchen, können Sie das Salz Nr. 10 auch zusammen mit den Salzen Nr. 6, 9 und 11 einnehmen.

---

membranen und dient der Zelle als Schutz vor giftigen Stoffen, wie beispielsweise Schwermetalle. Der Körper „mauert" sozusagen, schützt sich, und das tut auch der Mensch auf der seelischen Ebene. Sobald die Entgiftung in Gang gesetzt ist, ist der Betreffende

wieder in der Lage, die Welt mit anderen, mit offenen Augen zu sehen. Und eine depressive Grundstimmung, die oft mit einer Störung des Natriumsulfat-Haushaltes einhergeht, hat keine Basis mehr.

Nr. 11: Silicea – das Bindegewebsmittel

Kieselsäure, Kieselsäureanhydrid, Quarz, Sand; chemische Formel SiO_2 x H_2O; die Regelpotenz ist D12

Silicea ist ein ganz wesentlicher Bestandteil des Bindegewebes, der Haare und Nägel. Auch in der Oberhaut, den Schleimhäuten, in den Knochen, Nerven und in den Lungen ist es zu finden.

- Silicea gehört zu den bekanntesten Schüßler-Salzen. Es ist *das* Schönheitsmittel und *das* Antiaging-Mittel in der Biochemie.

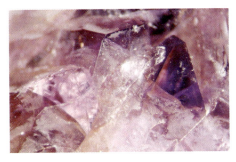

▲ Silicea – das Salz für die Schönheit.

Während Ferrum phosphoricum das Hauptsalz für das Immunsystem im Blut ist, ist Silicea das Hauptsalz für die Abwehrprozesse im Bindegewebe, wo es Fresszellen des Immunsystems aktiviert. Es unterstützt die entschlackende Wirkung des 9. Schüßler-Salzes, indem es das Bindewebe entsäuert. Im Bindegewebe bewirkt es zudem die Vernetzung der kollagenen Fasern, wodurch die Elastizität der Haut und der Gewebe verbessert wird. Dank dieser Eigenschaft und durch die Unterstützung der Entsäuerung verbessert Silicea das Bindegewebe und wirkt der Cellulitis entgegen. Silicea unterstützt das Haut-, Haar- und Nagelwachstum und ist bei Haarausfall und brüchigen Nägeln das Mittel der Wahl. Sie erinnern sich? Bei *kreisrundem* Haarausfall hilft das 5. Schüßler-Salz (Kaliumphosphat). Zusammen mit dem Schüßler-Salz Nr. 1 (Calcium fluoratum) ist Silicea ein wichtiges Mittel, um vorzeitigen Alterungsprozessen vorzubeugen.

Silicea fördert die Elastizität, schützt vor Arteriosklerose und stabilisiert die Knorpel. Auf den Calciumstoffwechsel der Knochen und Zähne hat Silicea eine regulierende Wirkung.

Die Welt der Schüßler-Salze

Das kann Ihnen auffallen
- Knitterfältchen um die Augen, vor den Ohren, viele kleine Fältchen im Gesicht.
- Glasurglanz, glasiger Glanz eventuell mit Rötung.
- Haut durchscheinend, Augen meist hellblau.
- Eingefallene Höhlung im Bereich des Oberlids.
- Vorzeitiges Altern.
- Zunge ist meist trocken mit seifigem Geschmack.
- Alle Absonderungen sind nässend, eitrig, trocken, gelbe Eiterkrusten.

Wenn Sie nur die äußeren Zeichen haben, also beispielsweise Knitterfältchen, aber keine anderen Krankheitssymptome hinzukommen, dann besteht bei Ihnen kein akuter Bedarf an Silicea.

Wenn Sie nach den genannten Zeichen ein Silicea-Mensch sind, können Sie bei Infekten, rheumatischen Beschwerden oder Entzündungen immer Silicea zur Unterstützung dazunehmen. So gehe ich gerne bei meiner 86-jährigen Freundin vor, die im Wesentlichen ein Silicea-Typ ist. Selbst wenn aufgrund ihrer Beschwerden und des akuten Zungenbefundes ein anderes Schüßler-Salz im Vordergrund steht, erweist sich die unterstützende Einnahme von Silicea als hilfreich.

Seelische Ebene
Silicea-Typen sind oft ängstliche und konfliktscheue Menschen, die sich nicht so gerne mit ihrer eigenen Meinung hervortun. Wenn sie zu einer Sache tatsächlich einen eigenen Standpunkt

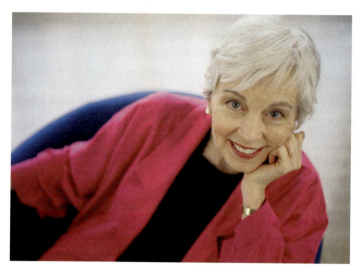

◄ Silicea – das Salz für die Schönheit, und zwar in jedem Alter.

Nr. 11: Silicea – das Bindegewebsmittel

AUF EINEN BLICK

Hier hilft Schüßler-Salz Nr. 11

- Haar- und Nagelwachstums-
störungen, Nagelbrüchigkeit
(in Schichten)
- Eiterungsprozesse, Fisteln, Furunkel,
Gerstenkorn
- chronische Nasennebenhöhleninfekte
mit Eiterbildung
- Arteriosklerose
- Schwäche des Immunsystems
- Gelenkerkrankungen (Arthrose)
- Alterungsprozesse, vorzeitige
Störungen bei der Knochenbildung
- Akne (auch Nr. 9 und Nr. 10)
- Hitzewallungen mit sauer riechendem
Schweiß

Salbe

- Brüchige/dünne/dicke Finger- und
Fußnägel
- Raue Haut, übermäßige Faltenbildung

- Schlecht heilende Haut
- Entzündete Eiterpusteln, entzündeter
Nagelumlauf (chronisch)
- Narben

Einnahmeempfehlungen

Silicea sollten Sie, wenn Sie es zum
ersten Mal nehmen, vorsichtig dosieren.
Beginnen Sie zunächst mit 2- bis 3-mal
1 Tablette. Silicea-Menschen reagieren
meist schnell auf Medikamente und
brauchen oft nur wenige Tabletten, um
ihre Probleme wieder in den Griff zu
bekommen.

Achtung: Silicea hat die Eigenschaft,
nicht nur Eiter, sondern auch Fremdkörper aus dem Körper zu ziehen. Das
kann bei Implantaten, Herzschritt-
machern und Ähnlichem zu Komplika-
tionen führen.

haben, beharren sie nicht darauf. Da sie
ein starkes Harmoniebedürfnis haben,
verzichten sie schon allein deshalb auf
Konflikte, die ihrer Meinung nach un-
nötig sind. Sie fühlen sich in der Regel
für alles verantwortlich und zuständig
und leiden darunter, wenn ihre
Bemühungen nicht zu harmonischen
Begegnungen der Menschen untereinander führen.

Silicea hat wie Natriumphosphat einen
starken Bezug zur Niere. Die Niere ist

ein wichtiges, aber auch kapriziöses
Ausscheidungsorgan – denn sie scheidet
nur bestimmte Stoffe in bestimmter
Menge zu bestimmten Zeiten aus. In
diesem Punkt hat die Niere keine
Toleranzen – also eine gewisse Starre.
Silicea ist ein Mittel, das die Elastizität
fördert – auch die geistige. Silicea-
Menschen, die akute oder chronische
Störungen aufweisen, können geistig
erstarren. Silicea-Menschen dagegen,
die, wie meine Freundin, gesund leben,
sind geistig sehr rege und vital.

Die Welt der Schüßler-Salze

Nr. 12: Calcium sulfuricum – das Salz für eitrige Prozesse

Calciumsulfat, Gips; chemische Formel $CaSO_4$ x 2 H_2O; die Regelpotenz ist D6

Calciumsulfat kommt in der Leber und in der Galle vor. 1873 führte Dr. Schüßler den „Gips", das 12. Schüßler-Salz, als Entgiftungsmittel für das Bindegewebe ein. In späteren Jahren war er jedoch nicht mehr davon überzeugt, dass Calciumsulfat wirklich ein regelmäßiger Bestandteil der Galle ist, und hat deshalb dieses Mittel wieder verworfen. Dabei bezog er sich auf ein Lehrbuch seiner Zeit, in dem davon ausgegangen wurde, dass Sulfate nur an Natrium oder Kalium (Salz Nr. 6 und Nr. 10) gebunden im Körper vorkommen. Da es ihm sehr wichtig war, nur die Mineralien zuzulassen, die wirklich im menschlichen Organismus vorkommen, strich er das Calciumsulfat aus seiner Liste.

Die positiven Wirkungen des Calciumsulfats haben Schüßlers Nachfolger jedoch dazu veranlasst, dieses Salz als 12. Salz wieder zu verwenden.

Meiner Erfahrung nach ist es ein sehr bedeutendes Lymphentgiftungsmittel, und die meisten Therapeuten, auch ich, arbeiten ganz selbstverständlich damit.

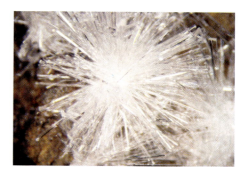

▲ Calciumsulfat – das Eitermittel

Tatsächlich hat es ähnliche Wirkungen wie Silicea, ist allerdings selten das Mittel der ersten Wahl.

▪ „Geht Eiter nicht weg mit Nr. 9 oder 11, ist es ein Fall für Nr. 12."

Seine Hauptwirkung entfaltet es dabei im Binde- und Stützgewebe, wo es die Lymphe entgiftet und aufbauend wirkt. Wie alle Sulfate hat es auch eine entzündungshemmende Wirkung auf die Haut. Wie alle Sulfate wirkt Calciumsulfat entgiftend – ebenso wie Nr. 6 (Kaliumsulfat) und Nr. 10 (Natriumsulfat).

Nr. 12: Calcium sulfuricum – das Salz für eitrige Prozesse ◄

AUF EINEN BLICK

Hier hilft Schüßler-Salz Nr. 12

Das Schüßler-Salz Nr. 12 hat ähnliche
Anwendungsgebiete wie Silicea:
- Haut- und Schleimhauteiterungen
  (mit Abfluss)
- Wachstumsstörungen der Knochen
- Chronisch-rheumatische
  Erkrankungen
- Leberfunktionsstörungen
- Lymphknotenentzündung

Salbe
Hier liegen noch keine Erfahrungen vor,
denn diese Salbe kommt erst jetzt auf
den Markt.

Einnahmeempfehlungen
Bei Bedarf an diesem Salz ist die Einnahme von 3-mal täglich 1 Tablette zu
empfehlen. Die Einnahmedauer sollte
einige Tage länger sein, als die Symptome vorhanden sind.
  Bei rheumatischen Erkrankungen
empfiehlt sich eine 3-monatige
Einnahme von 3-mal 1 Tablette.

Das kann Ihnen auffallen

Dieses Salz ist anhand des Gesichts und
der Ausscheidungen nicht leicht zu
erkennen!
- Die Zunge kann am Zungengrund
  lehmartig belegt sein.
- Alle Absonderungen sind nässend,
  eitrig, Blut im Eiter, gelb bis grün,
  dick.

Seelische Ebene

Über dieses Salz ist weniger bekannt als
über die ersten 11 Schüßler-Salze. Ich
persönlich arbeite sehr gerne damit,
sowohl bei Kindern als auch bei
Erwachsenen. Es ist für mich das Mittel
der Wahl, wenn ein Mensch in der

Lebensphase, in der er mich aufsucht,
gerade orientierungslos ist. Meist fühlen
sich diese Patienten vom Leben überfordert und leiden daher an Kopfschmerzen, Infekten, Lymphabfluss-Störungen
oder an Gelenkproblemen. Entscheidend für die Mittelwahl ist für mich ihr
seelischer Zustand, wenn die sonstigen
Zeichen im Gesicht und auf der Zunge
nicht eindeutig ein anderes Schüßler-
Salz verlangen.

Erwachsene, die dieses Salz benötigen,
fallen durch ihre Hilflosigkeit und
Orientierungslosigkeit auf – sie wirken
manchmal wie Kinder, die zu früh ein-
geschult wurden und sich in der neuen
Welt noch nicht zurechtfinden.

Die Welt der Schüßler-Salze

Die Ergänzungsmittel

Nach Schüßlers Tod fanden seine Nachfolger 12 weitere wichtige Mineralsalze, die „Ergänzungsmittel".

Wenn Sie jetzt gerade anfangen, sich mit Schüßler-Salzen zu beschäftigen, dann empfehle ich Ihnen dringend, sich erst einmal eingehend mit den 12 Hauptsalzen zu befassen. Es dauert einige Zeit, bis Sie diese Salze gründlich kennengelernt haben, und dann fällt es Ihnen auch leichter, die Ergänzungsmittel anzuwenden.

- Die Ergänzungsmittel können zusätzlich zu den 12 Hauptmitteln eingenommen werden.

Ich suche das oder die Hauptmittel immer zuerst unter den ersten 12 Salzen und setze dann, nach Bedarf, Ergänzungsmittel ein.

Die wichtigsten Anwendungsgebiete der Ergänzungsmittel habe ich Ihnen in der folgenden Übersicht kurz zusammengestellt.

Wie werden die Ergänzungsmittel dosiert?

Da die Ergänzungsmittel sich mehr zur unterstützenden Behandlung eignen, werden sie selten allein eingenommen. In der Regel genügt es, wenn Sie von dem entsprechenden Ergänzungsmittel morgens oder abends maximal 2 Tabletten einnehmen.

- Wie bei den ersten 12 Salzen gilt auch hier: vor den Mahlzeiten einnehmen und die Tabletten im Munde zergehen lassen.

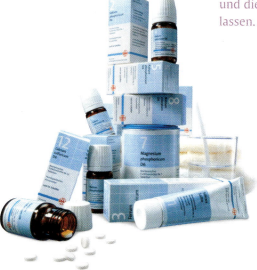

Die Ergänzungsmittel ◄

Die Ergänzungsmittel im Überblick

- Nr. 13: Kalium arsenicosum (Kaliumarsenit) – für die Schleimhäute; bei Magen-Darm-Katarrh mit Übelkeit und Durchfall; auch bei hartnäckigen Hautausschlägen und Ekzemen, wenn Nr. 6 nicht hilft.
- Nr. 14: Kalium bromatum (Kaliumbromid) – bei Schlafstörungen und Unruhezuständen, wenn Nr. 5 und 7 nicht helfen
- Nr. 15: Kalium jodatum (Kaliumjodid) – bei Störungen der Schilddrüsenfunktion und daraus entstehenden Beschwerden wie Erschöpfung, Zittern, Schwitzen, erhöhter Puls, wenn Nr. 2 nicht hilft.
- Nr. 16: Lithium chloratum (Lithiumchlorid) – bei depressiven Störungen und zur Verbesserung des Eiweißstoffwechsels, wenn Nr. 6 und 10 nicht helfen.
- Nr. 17: Manganum sulfuricum (Mangansulfat) – gutes Mittel zur Unterstützung chronischer Entzündungen, vor allem des Lidrandes; wirkt auch unterstützend bei Allergien, wenn Nr. 2 und Nr. 4 nicht helfen.
- Nr. 18: Calcium sulfuratum (Calciumsulfid) – zur intensiven Entgiftung, auch von Schwermetallen; bei hartnäckigen Hautausschlägen, die durch Schwermetallbelastungen verursacht sind, wenn Nr. 6 nicht hilft.
- Nr. 19: Cuprum arsenicosum (Kupferarsenit) – zur Unterstützung gegen Krämpfe, vor allem Darmkrämpfe; bei Appetitlosigkeit, wenn Nr. 7 nicht hilft.
- Nr. 20: Kalium aluminium sulfuricum (Kalium-Aluminiumsulfat, Alaun) – bei Magen-Darm-Koliken; wirkt entzündungshemmend und fördert die Blutgerinnung, wenn Nr. 3 nicht hilft.
- Nr. 21: Zincum chloratum (Zinkchlorid) – aktiviert Enzyme und regt daher den Stoffwechsel und das Immunsystem an; auch zur Unterstützung mit Silicea gegen Haarausfall und brüchige Nägel, wenn die Nr. 11 allein nicht hilft.
- Nr. 22: Calcium carbonicum (Calciumcarbonat) – unterstützend bei allen hartnäckigen Hauterkrankungen, auch bei Ekzemen; unterstützend zum Aufbau von Knochen und Zähnen, wenn Nr. 1 nicht hilft.
- Nr. 23: Natrium bicarbonicum (Natriumbicarbonat, Natron) – zur tieferen Umstimmung bei Übersäuerungsproblemen, rheumatischen Erkrankungen und chronischer Gastritis, wenn Nr. 9 nicht hilft.
- Nr. 24: Arsenicum jodatum (Arsentrijodid) – bei Schilddrüsenüberfunktion, großer körperlicher Schwäche, Unruhe, Angst; auch bei ständig gereizten Schleimhäuten, wenn Nr. 4 und 5 nicht helfen.

GUT ZU WISSEN

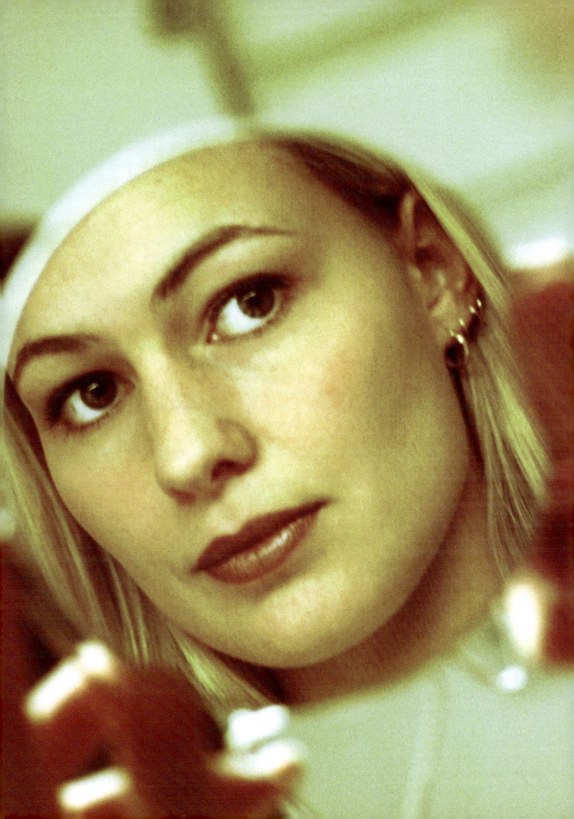

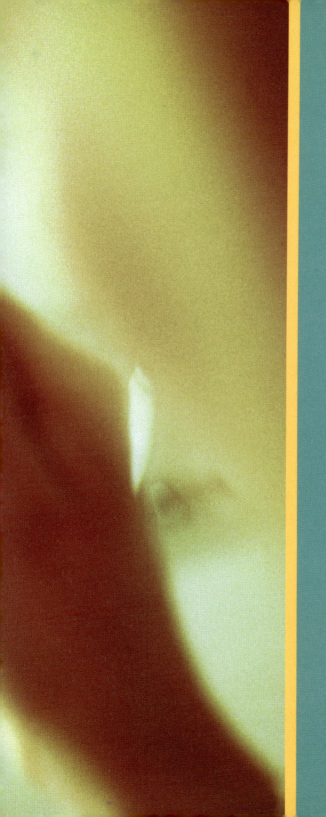

Der Weg zum richtigen Salz

Das Geheimnis des großen Erfolgs der Schüßler-Salze ist nicht zuletzt das Geheimnis des genauen Hinschauens. So bedienen sich erfolgreiche Schüßler-Therapeuten immer auch der Antlitzdiagnostik. Um das oder die richtigen Schüßler-Salze herauszufinden, müssen Sie die Antlitzdiagnostik aber nicht perfekt beherrschen. Der folgende Wegweiser hilft Ihnen, sich schnell zurechtzufinden.

Der Weg zum richtigen Salz

Die Antlitzdiagnose

Das Studium des Gesichts gibt Anhaltspunkte für die Wahl des passenden Salzes.

Schon Dr. Schüßler hat der Antlitzdiagnose in seinem Werk „Eine abgekürzte Therapie" ein eigenes Kapitel gewidmet. Das Studium der Gesichter gab ihm erste Anhaltspunkte für die Wahl des passenden Salzes – aber auch nicht mehr. Er schlug dem Anfänger vor, sich erst einmal nur mit den Antlitzzeichen (Signaturen) eines Salzes zu beschäftigen, damit man ein Salz richtig kennenlernt und nicht verwirrt wird. Er war der Ansicht, das Salz Nr. 8 (Natriumchlorid) sei am leichtesten zu erkennen. Ich finde, dass die Salze Nr. 3 und Nr. 7 leichter zu erkennen sind, aber das ist wohl eine individuelle Sache.

▪ Das Prinzip der optimalen Mittelwahl heißt: Weniger ist mehr.

Manche Therapeuten meinen, nachdem sie die Anzeichen im Gesicht eines Patienten bestimmten Salzen zugeordnet haben, nun müsste er alle diese Salze nehmen. Das kann ich nicht befürworten. Es gibt in den meisten Gesichtern Hinweise auf mehr als eine Mineralstoffstörung. Das liegt wohl daran, dass Menschen heute zunehmend ungesünder leben und daher auch mehr chronische Krankheiten haben. Entscheidend für die Wahl der Mittel ist aber, welche Probleme den Betreffenden *in erster Linie* quälen. Es gilt also, das wichtigste und gegebenenfalls das zweitwichtigste Mittel herauszufinden, das in Verbindung mit der aktuellen Problematik steht. Dabei kommt es darauf an, die Antlitzzeichen in eine sinnvolle Beziehung zu den Krankheitssymptomen zu setzen.

Wenn Sie beispielsweise bei sich die für Silicea typischen Krähenfüße entdecken, die Zunge aber deutliche Schleimstraßen aufweist, was für Natriumchlorid spricht, und Sie außerdem an einem sehr trockenen Husten leiden, dann sollten Sie sich für Schüßler-Salz Nr. 8 (Natriumchlorid) entscheiden. Warum? Die Krähenfüße zeigen zwar, dass Sie vom „Typ" her Silicea-Anteile besitzen, folglich zu Störungen im Silicea-Stoffwechsel neigen. Die Zunge aber deutet auf Natriumchlorid hin. Die Fältchen sind über Jahre hinweg entstanden, die Zunge aber kann ihren Belag innerhalb von Minuten ändern. Sie zeigt Ihnen den Weg zu dem Mittel, das zu Ihrer aktuellen Situation passt (siehe auch Seite 126).

Die Antlitzdiagnose

Da jedes Mineralsalz im Stoffwechsel eine bestimmte Aufgabe hat, äußert sich eine Verteilungsstörung an solchen Zeichen wie Hautveränderungen, Färbung und Belag der Zunge. Manche dieser Zeichen sind erblich bedingt – entsprechen also einem bestimmten Typ. Jeder Typ hat eigene Krankheitsneigungen, und je nach Lebensweise verstärken sich diese Zeichen und zeigen, dass hier eine Behandlung mit den zum Typ passenden Schüßler-Salzen nötig wird. Andere Symptome wiederum tauchen plötzlich auf, zeigen ein akutes Krankheitsgeschehen und welches Schüßler-Salz hier hilfreich ist. Wichtig ist also in jedem Fall, seinen Typ zu kennen.

Meine neue „Typenlehre" stellt eine vereinfachte Antlitzdiagnostik dar, die von jedem schnell erlernt werden kann. Meine hier vorgestellte Typenbeschreibung vereinfacht die bisherige Typenlehre bei Schüßler-Salzen, denn sie fasst

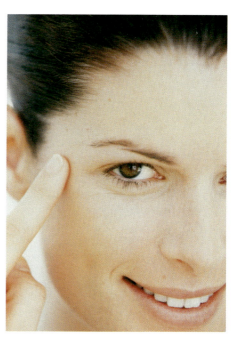

▲ Die Bestimmung des Typs ist der erste Schritt zum richtigen Salz.

die wichtigsten und leicht erkennbaren Merkmale zusammen. Die veralteten Begriffe für das Aussehen wie „alabasterartig", „Firnisglanz" und andere fallen weg. Denn – Hand aufs Herz – wer kann sich darunter etwas vorstellen? An ihre Stelle treten Beobachtungen, die jeder machen kann, auch bei geschminkten Personen wie: grobe oder feinporige Haut, dicke oder dünne Lippen, blaue oder braune Augen. Bereits diese Merkmale sind im Alltag hilfreich, denn sie weisen Ihnen den Weg zu den Salzen, die Sie, je nach Typ, im Krankheitsfall brauchen.

Wichtig

Schauen Sie genau hin!

Beurteilt werden das Gesicht, die Augen, die Schläfen, die Wangen, der Mund, die Nase und vor allem die Zunge. Aber auch die Hautbeschaffenheit am gesamten Körper, die Körperstatur und die Hände werden betrachtet.

Der Weg zum richtigen Salz

So finden Sie Ihren Typ

Jeder Typ ist unterschiedlich und für bestimmte Krankheiten anfälliger als für andere.

Das Prinzip der richtigen Mittelwahl ist gar nicht so schwer. Jeder Mensch entspricht einem bestimmten Typ, und je nach Typ hat jeder Mensch Stärken und Schwächen, die ihn für einige Krankheiten anfälliger machen als für andere.

Die Typen

Die folgende Typenzuordnung erleichtert den Zugang zu den Schüßler-Salzen enorm:
- Sulfat-Typ
- Phosphat-Typ
- Chlorid-Typ
- Silicea-Typ
- Fluorid-Typ
- Mischtypen

So neigen Phosphat-Typen zu nervlicher Schwäche, Schlafstörungen und Schmerzen, während Sulfat-Typen eher zu Stoffwechselerkrankungen tendieren. Ihr Gesicht, Ihre Hautfarbe und -beschaffenheit, Augen, Lippen, Zunge, Nase und alle Absonderungen Ihres Körpers geben Hinweise auf Ihren Typ und auf mögliche Gesundheitsprobleme.

Studieren Sie daher erst einmal die Merkmale dieser beiden Typen und beobachten Sie Ihre Mitmenschen. Nach kurzer Zeit bekommen Sie einen Blick dafür, wer welcher Typ ist.

- Die beiden Extreme sind dabei der Sulfat-Typ und der Phosphat-Typ.

Aber was habe ich davon, wenn ich weiß, welcher Typ ich bin? Wenn Sie wissen, dass Sie ein Sulfat-Typ sind, liegt die Wahrscheinlichkeit, dass Sie in einem Krankheitsfall ein Sulfat unter den Schüßler-Salzen brauchen, bei ca. 80%.

Beispiel: Sie haben Kopfschmerzen und im Test ermittelt, dass Sie ein Sulfat-Typ sind. Dann können Sie mit den Salzen Nr. 6 (Kaliumphosphat) oder Nr. 10 (Natriumsulfat) die Kopfschmerzen in den Griff bekommen. Wenn Sie aber ein Phosphat-Typ sind, sollten Sie die Nr. 7 (Magnesiumphosphat) oder Nr. 3 (Eisenphosphat) nehmen, die bei Phosphat-Typen in diesem Falle besser ansprechen. Auch dem Silicea-Typ hilft ein Phosphat, denn er ist dem Phosphat-Typ sehr ähnlich. Wenn Sie dagegen ein Chlorid-Typ sind, ist das Salz

So finden Sie Ihren Typ ▶

AUF EINEN BLICK

Beobachten Sie sich!

Stellen Sie sich vor einen Spiegel, möglichst bei Tageslicht und ungeschminkt. Beantworten Sie sich folgende Fragen:
- Wie ist mein Hautgrundton?
- Ist die Haut grobporig oder feinporig?
- Ist die Haut trocken oder fettig?
- Ist die Haut unrein?
- Ist die Haut faltig?
- Welche Farbe haben meine Augen?
- Habe ich Schatten um die Augen?
- Welche Farbe hat der Schatten?
- Ist die Augenumgebung auffallend hell?
- Sind meine Lippen dick oder dünn?
- Welche Farbe haben die Lippen – rot, bläulich oder blass?
- Ist die Zunge dick oder dünn?
- Ist die Zunge rot oder blass?
- Ist die Zunge belegt?
- Welche Farbe hat der Zungenbelag?
- Esse ich lieber süß, salzig oder deftig?

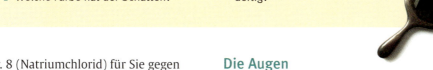

Nr. 8 (Natriumchlorid) für Sie gegen Kopfschmerzen geeignet.

- Wenn Sie Ihren Typus kennen, finden Sie Ihr passendes Salz schneller und zuverlässiger.

Die Haut

Entscheidend für die Beurteilung ist der Grundton der Haut ohne Bräunung, Cremes und Makeup. Auch die Hautbeschaffenheit gibt Hinweise: Wenige, aber tiefe Falten sind typisch für den Sulfat-Typ, viele feine Falten dagegen für Silicea-, Phosphat- oder Fluorid-Typen. Oder ist die Haut glatt und prall wie beim Chlorid-Typ? Ob fein- oder grobporig, robust oder empfindlich, trocken oder fettig, rein oder unrein – alles liefert Hinweise auf den Typ.

Die Augen

Die Augenfarbe ist ein ganz entscheidendes Merkmal, um Krankheitsveranlagungen herauszufinden. Immerhin ist die Irisdiagnose eine der bedeutendsten Diagnoseformen in der Naturheilpraxis. Der genaue Blick in die Iris zeigt dem Therapeuten oft in wenigen Sekunden, wie es um den Körper und die Seele des Betroffenen bestellt ist. Das zu erlernen, braucht man eine Menge Erfahrung.

Die Augenfarbe zeigt Ihnen die grobe Richtung, welcher Typ Sie sind:
- blaue Augen: Phosphat-, Silicea- oder Chlorid-Typ
- braune Augen: Sulfat-Typ
- grüne und grünbraune Augen: Mischtyp mit Schwerpunkt Sulfat
- graue Augen: Mischtyp mit Schwerpunkt Phosphat

Der Weg zum richtigen Salz

Die Augenfarbe zeigt zunächst nur, welche Krankheitsveranlagung Sie mit auf die Welt gebracht haben; sie erfordert für sich allein keine Schüßler-Salz-Therapie!

Anders verhält es sich mit der Augenumgebung: Verfärbungen, Entzündungen oder Wassereinlagerungen zeigen Mineralstoffstörungen an. Dicke Tränensäcke kommen in Verbindung mit verquollenen Augenlidern bei Bedarf an Natriumsulfat vor. Dicke Tränensäcke auf hellem Untergrund sind ein Hinweis auf eine Nierenschwäche. In Verbindung mit anderen Auffälligkeiten im Gesicht handelt es sich dabei um einen Chlorid- oder Phosphat-Typ. Achten Sie auch genau auf eventuelle Schatten um die Augen und die Farbe der Schatten.

▪ Schatten um die Augen zeigen immer eine Mineralstoffstörung an und erfordern die Einnahme des entsprechenden Salzes.

Bei Würfelfalten oder kleinen Knitterfalten handelt es sich um chronische Störungen, die nur dann ein Fluorid oder Silicea erfordern, wenn auch andere Symptome dafür sprechen.

Die Lippen
Für die Typfindung sind die Lippen wichtig. So finden Sie bei ausgeprägten Sulfat-Typen sehr dicke, wulstige Lippen, die meist einen bräunlichen, dunklen Grundton haben. Auch Chlorid-Typen haben volle Lippen, aber viel dezenter und in der Farbe rosiger. Es ist hier eher der wohlgeformte Kussmund. Reine Phosphat-Typen neigen zu schmalen Lippen, die bei chronischen Beschwerden blass und blutleer wirken und bei akutem Geschehen wie Fieber leuchtend rot sind. Silicea- und Fluorid-Lippen sind gerne trocken und rissig.

Was Zungen zeigen
Die Zunge ist für mich der wichtigste Wegweiser zum passenden Schüßler-Salz. Um seinen Typ herauszufinden, ist lediglich die Größe und die Form maßgeblich. Die Art und Farbe des Belags zeigt, um welche akute Störung es sich handelt. Das liegt daran, dass die Zunge sehr empfindlich und schnell auf alle möglichen Einflüsse reagiert. Sie zeigt gesundheitliche Störungen in Minutenschnelle an, was sehr hilfreich ist.

Strecken Sie sich öfter die Zunge raus!
Je mehr Sie Ihre Zunge beobachten, umso schneller und leichter erkennen Sie, wenn sich eine Krankheit ankündigt.

So finden Sie Ihren Typ ▶

AUF EINEN BLICK

Auch Essensgelüste zeigen, welches Salz nötig ist

- Salziges: Nr. 8 (Natriumchlorat D6)
- Süßes: Nr. 9 (Natrium phosphoricum), Nr. 7 (Magnesium phosphoricum)
- Schokolade: Nr. 7 (Magnesium phosphoricum D12)

- Saures: Nr. 9 (Natrium phosphoricum)
- Bitteres: Nr. 10 (Natrium sulfuricum)
- Nüsse: Nr. 5 (Kalium phosphoricum)
- Fettiges: Nr. 5 (Kalium phosphoricum), Nr. 9 (Natrium phosphoricum)

So können Sie feststellen, welche Farbe Ihr Zungenbelag im Normalfall hat. Oder ob Sie gar keinen Belag haben, wenn Sie sich gesund fühlen, ob Ihre Zunge rot oder blass ist und wie sie sich anfühlt. Wenn Sie im Laufe des Tages feststellen, dass Ihre Zunge plötzlich weiß, gelb oder braun belegt ist, dann braut sich in Ihrem Stoffwechsel etwas zusammen (siehe Wegweiser Zunge, Seite 126).

Vorsicht: Wenn Sie gerade Kaffee getrunken haben, dann ist Ihr Zungenbelag bräunlich. Das heißt nicht, dass Sie ein Sulfat-Typ sind. Interessant ist aber, dass Kaffee den Gallenfluss stoppt und Natriumsulfat unter anderem ein Mittel ist, das die Galle anregt. Eine Tablette Natriumsulfat nach Kaffeegenuss ist also sicher kein Fehler.

Was Essensvorlieben verraten

Wenn Ihr Mineralstoffhaushalt nicht ausgeglichen ist, versucht Ihr Körper zunächst, sich selbst zu helfen und die

Störung auszugleichen. Er versucht, die Mineralstoffe aus anderen Körperregionen zu holen und natürlich auch aus der Nahrung. Je nachdem, welche Störung vorliegt, entstehen neben den typischen Symptomen auch Essensgelüste. Wenn Sie beispielsweise plötzlich das Bedürfnis nach salzigem Essen haben, dann zeigt das, dass Ihr Natriumchlorid-Haushalt gestört ist. Wenn Sie aber generell ein „Nachsalzer" sind, also jemand, der zum Salz greift, bevor er überhaupt sein Essen probiert hat, dann sind Sie wohl ein Chlorid-Typ. Phosphat-Typen stehen immer auf Süßes und Sulfat-Typen lieben es deftig.

▪ Phosphat-Typen sind Naschkatzen!

Manches, was Sie bei genauer Betrachtung an sich entdecken, zeigt, welcher Typ Sie sind. Andere Antlitzzeichen dagegen liefern Hinweise auf eine Mineralstoffstörung, die behandelt werden sollte. Zunächst jedoch steht die Typ-Bestimmung im Vordergrund – hier hilft Ihnen der folgende Test.

Der Weg zum richtigen Salz

SELBSTTEST

Welcher Typ sind Sie?

Kreuzen Sie an, was am meisten auf Sie zutrifft (pro Bereich bitte nur eine Antwort):

Körperbau

- 🔴 kräftig, groß
- 🟢 schmal, feingliedrig
- 🔵 kräftig, normal groß
- 🟣 eher grazil, feingliedrig
- 🟡 normal, aber Haltungsschäden

Haut, Falten

- 🔴 wenige, aber tiefe Falten, oft zwischen den Augen
- 🟢 wenn Falten, dann sehr feine
- 🔵 keine Falten, die Haut ist glatt und prall
- 🟣 viele feine Fältchen, „Krähenfüße"
- 🟡 feine Würfelfalten um die Augen auf dunklem Grund

Haut, Farbton

- 🔴 dunkel, gelblich bis bräunlich
- 🟢 blass, weißlich
- 🔵 sehr hell, meist weiß, wirkt oft aufgeschwemmt
- 🟣 blass bei trockener und dünner Haut
- 🟡 blass bei normaler bis fettiger Haut, wirkt manchmal fleckig

Hautbeschaffenheit

- 🔴 grobporig, Haut neigt zu Unreinheiten, ist trocken oder fettig
- 🟢 feinporig, im Akutfall oder bei Hektik zeigen sich rote Flecken; oft entzündliche Rötungen und Unreinheiten
- 🔵 trocken oder fettig, normalporig
- 🟣 dünn, fein, trocken
- 🟡 feinporig, schlaff, trocken, neigt zu Verhornung und Schrunden

Haare

- 🔴 dunkel, braun, kräftig
- 🟢 blond, fein
- 🔵 mittelblond, aschblond, rot, fein bis normal
- 🟣 hellblond, früh ergrauend, fein
- 🟡 hellbraun, dunkelblond, normal bis kräftig

Nase

- 🔴 groß, dick
- 🟢 eher klein und schmal
- 🔵 dick und rundlich
- 🟣 eher klein und zart
- 🟡 normal

Augenfarbe

- 🔴 braun, grünbrau, selten blau
- 🟢 blau, hellgrau, gleichmäßige Maßerung der Iris
- 🔵 mittel- bis dunkelblau
- 🟣 blau, „hohläugig"
- 🟡 grün bis grünbraun

Lippen

- 🔴 dick und wulstig, bräunlich-dunkler Grundton
- 🟢 zart, schmal, bei chronischen Beschwerden blass und blutleer, bei Fieber rot
- 🔵 voll, rosig, „Kussmund"
- 🟣 normal bis schmal, Haut trocken, rissig
- 🟡 blass, eher dünn, oft rissig und trocken

Zunge

- 🔴 groß und dick, kräftige Farbe
- 🟢 schmal und klein
- 🔵 dick und blass
- 🟣 schmal, klein, stets blass
- 🟡 normal, mit teils tiefen Furchen

So finden Sie Ihren Typ ▶

Essensvorlieben

- 🔴 deftig
- 🟢 süß
- 🔵 salzig
- 🟣 gerne Kohlenhydrate, z. B. Kartoffeln
- 🟡 gerne Fleisch

Kälteempfinden

- 🔴 Ihnen ist schnell zu warm.
- 🟢 Sie frieren schnell.
- 🔵 Sie neigen zu Durchblutungsstörungen und haben oft kalte Hände und Füße.
- 🟣 Sie frieren und schwitzen abwechselnd.
- 🟡 Sie neigen eher zum Frieren.

Gemüt

- 🔴 „heißblütig", aggressiv, mit Hang zur Depression
- 🟢 ängstlich, hektisch, unruhig („Nervenbündel"); sensibel und einfühlsam
- 🔵 traurig, anhänglich, sehr emotional
- 🟣 ängstlich, konfliktscheu, „dünnhäutig", harmoniebedürftig
- 🟡 unsicher, verzagt

Sie neigen zu folgenden Krankheiten

- 🔴 ernährungsbedingte Stoffwechselstörungen wie erhöhte Blutfette, Leber-, Galle-, Darmerkrankungen
- 🟢 Erschöpfungszustände, Schmerzen, Reizdarm, Infektanfälligkeit
- 🔵 Durchblutungsstörungen, Bluthochdruck, Hormonstörungen, Enzymschwäche der Bauchspeicheldrüse bis hin zum Diabetes
- 🟣 Eiterungen, chronische Infekte wie Nasennebenhöhlen-Entzündungen, Gelenkentzündungen
- 🟡 Arthrose, Venenschwäche, Krampfadern, Bänderschwäche, Organsenkungen

Allgemein

- 🔴 Sie sind voll Lebensenergie, Stärke und von robuster Gesundheit; Sie sind ein Genussmensch und schlagen auch mal über die Stränge; bewegen mögen Sie sich nicht so gerne.
- 🟢 Sie reagieren empfindlich auf Stress jeder Art.
- 🔵 Sie sind ein „Problemesser" und neigen zu Übergewicht.
- 🟣 Sie haben eine Tendenz zur „Erstarrung", und zwar im seelischen, geistigen und körperlichen Bereich.
- 🟡 Es mangelt Ihnen an Selbstvertrauen und an Vertrauen in das Leben; Sie können Ihre und die Grenzen zu anderen Menschen schwer einhalten.

Auflösung

Die Farbe, die bei Ihren Antworten deutlich überwiegt (= mindestens 10-mal angekreuzt), entspricht Ihrem Typ. Wenn Sie zwei oder mehr Farben annähernd gleich häufig angekreuzt haben, dann sind Sie ein Mischtyp. Auf den folgenden Seiten werden die Typen genauer beschrieben – schlagen Sie einfach unter Ihrer Farbe bzw. unter „Mischtyp" nach.

Der Weg zum richtigen Salz

Der Sulfat-Typ

Ob Sie ein Sulfat-Typ sind oder nicht, können Sie in Sekundenschnelle erkennen. Ist Ihre Hautgrundfarbe eher dunkel, gelblich oder bräunlich? Ist die Beschaffenheit Ihrer Haut derb und grobporig? Dann gehören Sie zu den Sulfat-Typen.

Sulfat-Typen haben durch ihre Gene viel Lebensenergie und Stärke mitbekommen, was sie sehr resistent gegen Krankheiten macht. Wenn Sulfat-Typen einigermaßen vernünftig leben, dann sind sie selten erkältet, denn ihr Immunsystem hat von Haus aus Power. Diesen Menschen ist eher zu warm als zu kalt – beim ersten Sonnenstrahl wird ihnen schon heiß. Ihre Haut ist unempfindlich und wird schnell braun. Südeuropäer, aber auch Menschen aus arabischen Ländern und aus Südamerika sind überwiegend Sulfat-Typen.

Ihre robuste Natur ist für ihre Gesundheit ein großer Vorteil. Der Nachteil ist, dass Sie ihre Stärke kennen und gerne über die Stränge schlagen. Sie sind Genussmenschen und schöpfen gerne aus dem Vollen. Sie ernähren sich am liebsten üppig und sind bewegungsfaul. Was daraus wird, sehen wir an den erschreckenden Statistiken: mehr als 50% Übergewichtige in Deutschland (auch Chlorid-Typen neigen dazu). Die Folgen sind Stoffwechselentgleisungen wie Diabetes, erhöhte Blutfettwerte, erhöhter Blutdruck und Herz-Kreislauf-Erkrankungen – die Krankheiten also, die unser Gesundheitssystem in den Ruin treiben.

Sulfat-Typen überfordern gerne Ihre Leber, Galle und Ihren Verdauungstrakt, weil sie zu fett- und zu eiweißreich essen. Deshalb brauchen sie Entlastung und Entgiftung.

▌ Alle drei Sulfate wirken entgiftend.

Wenn also Sulfat-Typen ständig erkältet sind oder an chronischen Nasennebenhöhlen-Vereiterungen leiden, dann haben sie im Laufe ihres Lebens ganz schön Schindluder mit ihrer Gesundheit getrieben, und Entgiftung ist angesagt. Es kann aber auch sein, dass sie durch Unfälle oder Zahnbehandlungen so genannte Störherde haben, die ihre sonst so starken Selbstheilungskräfte abbremsen.

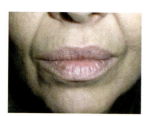
◀ Lippen eines Sulfat-Typs.

So finden Sie Ihren Typ ▶

Sulfat-Typen sind therapeutisch sehr im Vorteil: Meist reicht eine gründliche Entgiftung mit Fasten, Darmreinigung und einigen Schüßler-Salzen und die Gesundheit ist wiederhergestellt. So einfach haben es die anderen Typen nicht.

Schüßler-Salze: Nr. 6 (Kaliumsulfat), Nr. 10 (Natriumsulfat) und Nr. 12 (Calciumsulfat)

Dosierung: Sulfat-Typen brauchen schon mal 2–4 Tabletten mehr, bis die Wirkung eintritt.

Zeichen für Sulfatbedarf

Bei Bedarf an Natriumsulfat sind die Augen morgens verquollen, vor allem das Oberlid, und haben dicke Tränensäcke. Die Haut ist häufig unrein und es können Verdauungsstörungen auftreten.

Der Phosphat-Typ

Phosphate finden sich vor allem in den Muskeln und den Nervenzellen. Phosphat-Typen sind daher in der Regel „Nervenbündel", wenn sie aus dem Gleichgewicht geraten. Sie hören aber auch das „Gras wachsen" – im Guten wie im Schlechten. Sie sind sehr sensibel und einfühlsam, meist gute Therapeuten. Aber sie reagieren auf Stress sofort, weil sie keine Puffer haben. Das kann je nach Veranlagung zu Schlafstörungen, Grübeleien, Magen-Darm-Verstimmungen, zu Nervenentzündungen oder zu Rückenschmerzen führen. Sie reagieren auch empfindlich auf Elektrosmog, meist mit Muskelverspannungen, weshalb Magnesiumphosphat in solchen Fällen gut hilft.

Wenn Phosphat-Typen gestresst sind und essen sollen, macht die Verdauung nicht mehr mit, und Verstopfung, Blähungen oder Durchfall sind die Folge. Übrigens sind Menschen mit Magersucht meist Phosphat-Typen.

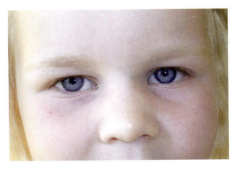

▲ Kleiner Phosphat-Typ mit fast weißer Haut, blauen Augen und blonden Haaren.

93

Der Weg zum richtigen Salz

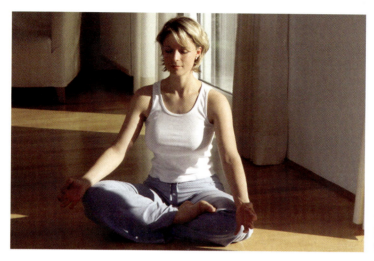

◀ Entspannung beruhigt die Nerven.

▌ Entspannungstechniken wie Yoga, Meditation, Tai Chi oder Chi Gong sind wichtig für die Regeneration der Nerven.

Wenn Sie sich in der Beschreibung des Phosphat-Typs wiedererkennen, dann sollten Sie sich bei gesundheitlichen Störungen zunächst fragen: Was hat an meinem Nervenkostüm gezehrt? Versuchen Sie, das Übel bei der Wurzel zu packen. Es kann Stress sein (Nr. 5 und Nr. 7), es kann geistige Überforderung (Nr. 3) sein, es kann aber auch zu süßes und zu fettiges Essen sein (Nr. 2 und Nr. 9). Spätestens wenn Sie Gelüste auf Süßes bei sich feststellen, ist das ein Warnzeichen, dass Ihr Phosphat-Haushalt aktuell gestört ist. Wenn Sie viel am PC arbeiten müssen und ein Phosphat-Typ sind, dann sollten Sie immer mal wieder einige Tabletten Magnesiumphosphat einnehmen. Wenn Sie abends nach Hause kommen, nehmen Sie 2 Tabletten Magnesiumphosphat D12 vor dem Abendessen ein, und Sie können besser entspannen.

Schüßler-Salze: Nr. 2 (Calciumphosphat), Nr. 3 (Eisenphosphat), Nr. 5 (Kaliumphosphat), Nr. 7 (Magnesiumphosphat), Nr. 9 (Natriumphosphat)

Dosierung: Vorsichtig – geringste Mengen können große Effekte auslösen.

Zeichen für Phosphatbedarf

Große Nervosität, innere Unruhe, eventuell Schlafstörungen; großes Verlangen nach Süßigkeiten.

So finden Sie Ihren Typ ▶

 # Der Chlorid-Typ

Chlorid-Typen sind emotionale Typen – sie leiden gerne mit, opfern sich für andere Menschen auf und machen sich stets mehr Sorgen als nötig. Wenn ihr Gefühlshaushalt nicht in Ordnung ist, bekommen sie Entzündungen, meist im Magen-Darm-Trakt, oder sie „stauen" ihre Gefühle, was auf der körperlichen Ebene zu Wasseransammlungen (Ödemen) oder Bluthochdruck führt.

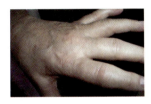

◀ Wasseransammlung in den Händen.

Chlorid-Typen neigen zu Übergewicht, da sie „Problemesser" sind. Sie kennen keine Essbremse, schon gar nicht, wenn es ihnen nicht gut geht. Ihre Bauchspeicheldrüse ist oft schwach, und sie neigen zu Verdauungsstörungen, sowohl zu Durchfall als auch zu Verstopfung. Auch die Neigung, an Altersdiabetes zu erkranken, ist bei Chlorid-Typen stärker ausgeprägt.

▪ Wichtig für diese Menschen ist, dass sie ihren Gefühlshaushalt in Ordnung halten und nichts „aufstauen" – der beim Chlorid-Typ empfindliche Wasserhaushalt ist Ausdruck dafür.

Wenn Sie entdecken, dass Sie ein Chlorid-Typ sind, dann verstehen Sie, warum Sie kaum eine Diät durchhalten. „Der Geist ist willig, aber das Fleisch ist schwach", hat bestimmt ein Chlorid-Typ das erste Mal gesagt.

Schüßler-Salze: Nr. 4 (Kaliumchlorid), Nr. 8 (Natriumchlorid)

Dosierung: Normale Dosierung

Zeichen für Chloridbedarf

Starke Stimmungsschwankungen und große Lust auf Salziges.
Wenn Sie zu Entzündungen neigen, überwiegt bei Ihnen Kaliumchlorid. Wenn Sie auffallend oft Störungen im Wasserhaushalt haben, wie Fließschnupfen, Wassereinlagerungen oder gar Bluthochdruck, überwiegt Natriumchlorid.

Der Weg zum richtigen Salz

Der Silicea-Typ

Der Silicea-Typ entspricht genau dem Bild des Schüßler-Salzes Silicea, wie es ab Seite 75 erläutert ist. Seine hohe Empfindsamkeit, seine „dünne" Haut mit vielen kleinen Knitterfältchen, vor allem um die Augenpartie, zeichnen diesen Typ aus – übrigens ist auch unser Cover-Girl ein reiner Silicea-Typ. Wenn Sie ein Silicea-Typ sind, sollten Sie Ihre Haut, Ihre Nieren und Ihr Bindegewebe gut pflegen.

- Silicea-Typen sind wie Phosphat-Typen säureempfindlich. Daher sollten sie, um ihr Bindegewebe zu schonen, nie zu viele Säurebildner wie Fleisch, Wurst, Käse, Kaffee, Alkohol und Süßigkeiten zu sich nehmen.

Schüßler-Salz: Nr. 11 Silicea

Dosierung: Sehr vorsichtig – der Silicea-Typ reagiert oft hoch sensibel.

Zeichen für Siliceabedarf
Überempfindlichkeit, sowohl im seelischen als auch im körperlichen Bereich; Neigung zu Infekten und Eiterungen; Haarausfall.

Der Fluorid-Typ

Da es nur ein Fluorid-Salz gibt, das Salz Nr. 1 (Calcium fluoratum), entspricht der Fluorid-Typ diesem Salz. Den Fluorid-Typ zu erkennen ist nicht ganz einfach. Die wichtigsten Merkmale sind sicher der Zustand der Haut (Verhornungen, Schrunden) und die tiefen Furchen der Zunge.

Hier noch einige Sätze zum Verständnis der Fluoride. Achten Sie darauf, welche Symptome die Verteilungsstörung dieses Salzes hat: Erschlaffung der Bänder, Sehnen, Haut, Organsenkungen, Verhornungsstörungen, Schrundenbildung, Knochenbildungsstörungen. Das alles sind chronische Prozesse, die nicht von heute auf morgen entstehen. Diese Symptome drücken Schwäche aus, die zwar stabilisiert, aber nicht wirklich beseitigt werden kann. Demgegenüber hat der Sulfat-Typ einen riesigen Vorteil: Er lebt im Überfluss und kann sich durch „Weglassen" belastender Nahrungsmittel oder Genussgifte ganz schnell selbst wieder zur Gesundheit verhelfen. Sulfate wirken dementsprechend schnell und heftig – Fluoride, also Calcium-

So finden Sie Ihren Typ

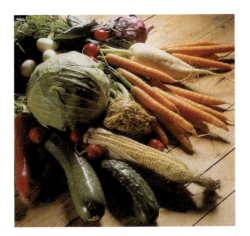

▲ Vitalstoffreiche Kost füllt Nährstoffdepots auf.

fluorid, wirken sehr langsam und erfordern eine mehrmonatige Einnahme. Vitalstoffreiche Kost, die viel Wurzelgemüse enthält, ist hier besonders wichtig, da die Nährstoffspeicher im Körper nie ganz aufgefüllt sind.

▌ Vorsicht geboten ist bei diesem Typ mit Fasten und Diäten.

Wenn überhaupt, dann ist Basenfasten geeignet, wobei darauf zu achten ist, dass viele calciumhaltige Kräuter und Gemüse verzehrt werden.

Schüßler-Salz: Nr. 1 (Calciumfluorid)

Dosierung: Ideal ist die mehrmonatige Einnahme von 2- bis 3-mal 1 Tablette, da Fluoride nur langsam wirken.

Zeichen für Fluoridbedarf

Große Schwäche, geringe Belastbarkeit; ungesundes Aussehen mit bräunlichen Schatten um die Augen.

 ## Mischtypen

Wenn Sie sich die Beschreibung der Typen nun genau durchgelesen haben, werden Sie vielleicht enttäuscht feststellen, dass keine Beschreibung so recht auf Sie zutrifft. Wenn das der Fall ist, dann sind Sie ein Mischtyp. Viele Mitteleuropäer sind Mischtypen. So gibt es beispielsweise Sulfat-Phosphat-Mischtypen, die den sensiblen Verdauungstrakt des Phosphat-Typs haben, aber die robuste Haut eines Sulfat-Typs. Für die Therapie mit Schüßler-Salzen heißt das zunächst nur, dass Sie als Mischtyp meist zwei oder mehr Schüßler-Salze benötigen.

▌ Mischtypen haben oft graue oder grünbraune Augen und sind in der Regel krankheitsanfälliger als „reine" Typen.

Der Weg zum richtigen Salz

Fragen und Antworten

Therapieblockaden können die Wirksamkeit der Schüßler-Salze herabsetzen.

Muss jeder Typ immer seine Salze nehmen?

Um zu vermeiden, dass ich hunderte von E-Mails mit dieser Frage bekommen, will ich sie lieber gleich beantworten: „Nein". Sie brauchen *Ihr Salz* oder *Ihre Salze* nur, wenn eine gesundheitliche Störung vorliegt. Ausnahmen sind Kuren zur Erhaltung der Gesundheit.

Die Typenbeschreibung soll Ihnen helfen, schneller zu Ihrem Salz zu finden, wenn Sie ein gesundheitliches Problem haben. Denn:

▪ Zu mehr als 80% brauchen Sie im Krankheitsfall ein Mittel aus Ihrer Typ-Gruppe.

Wenn Sie also ein Sulfat-Typ sind, dann ist die Wahrscheinlichkeit, dass Sie Kalium-, Natrium- oder eventuell Calciumsulfat brauchen, sehr hoch. Es lohnt sich daher, gezielt die Symptome anzusehen in Bezug auf die Sulfate.

Was die Kuren betrifft: Wann immer Sie das Gefühl haben, Sie sind ausgepowert, Ihr Immunsystem ist im Keller oder Sie müssten mal dringend entgiften, können Sie eine mehrwöchige Kur mit den entsprechenden Schüßler-Salzen (siehe Seite 114 ff) machen. Wenn Sie sich aber gerade pudelwohl fühlen, brauchen Sie keine Schüßler-Salze, wissen aber für alle Fälle, welche Ihnen im Ernstfall helfen.

Und wenn das Salz nicht hilft?

Jede noch so gute Therapie hilft manchmal nicht. Aber woran liegt es? Sie haben alles richtig gemacht. Sie haben die Beschreibungen der Salze genau durchgelesen und „Ihr Salz" gefunden. Sie haben sich an meine Einnahme-

empfehlungen gehalten. Und doch: Es tut sich nichts. Ihre Symptome klingen nicht ab und es geht Ihnen genauso schlecht oder gar schlechter als zuvor. Das kann tatsächlich passieren und man muss hier unterscheiden:

Fragen und Antworten ▶

- Haben Sie das Salz genommen, um eine akute Gesundheitsstörung zu behandeln oder um den Heilprozess bei einem chronischen Leiden anzuregen?
- Haben Sie das Salz genommen, um den Körper zu entgiften?
- Welche Potenz haben Sie genommen?

Akut oder chronisch?

Es macht einen Unterschied, ob ein Schüßler-Salz zur Behebung einer akuten oder einer chronischen Störung eingesetzt wird. Wenn Sie das Salz genommen haben, um eine chronische Krankheit in den Griff zu bekommen, dann kann es Wochen bis Monate dauern, bis sich ein Erfolg einstellt.

Im akuten Fall gilt: Wenn Ihr Kind beispielsweise plötzlich 38 °C Fieber bekommt und Sie geben ihm Schüßler-Salz Nr. 3 (Ferrum phosphoricum) in D12, dann sollte das Fieber innerhalb weniger Stunden runtergehen. Oft sinkt es schon nach einer halben Stunde. Das nennt man eine Akutbehandlung und das Schüßler-Salz Nr. 3 gehört zu den schnell wirkenden Salzen.

Bleibt der fiebersenkende Effekt aus, kommen mehrere Möglichkeiten in Frage:

- Es war doch nicht das richtige Salz. In diesem Fall sollten Sie noch einmal Ihr Kind genau anschauen – vielleicht haben Sie übersehen, dass seine

Zunge dick belegt ist und gar nicht rot und rein, wie sie bei Ferrum phosphoricum sein sollte. Dann käme das Salz Nr. 5 (Kalium phosphoricum) in D6 in Frage.

- Das Salz war im Gunde richtig, aber die Potenz hat nicht gestimmt. Wenn alle Antlitzzeichen auf Ferrum phosphoricum hinweisen, dann braucht Ihr Kind eine andere Potenz – etwa D3 oder D12.
- Es gibt einen Störfaktor, der den Heilprozess hemmt. Das kommt vor allem bei Erwachsenen vor, ist aber auch bei Kindern möglich. So hat ein Kind, das schon viele Medikamente bekommen hat oder schon einmal operiert wurde, eine „Therapieblockade", die das Schüßler-Salz nicht oder nur schwer durchlässt. In unserer Praxis, in der wir vor allem mit chronisch kranken und therapieresistenten Menschen arbeiten, sind solche Probleme alltäglich. Sie erfordern ein anderes therapeutisches Vorgehen.

Kurmäßige Einahme zur Entgiftung?

Wenn Sie das Salz genommen haben, um den Körper zu entgiften, oder wenn Sie eine Entgiftungskur mit Schüßler-Salzen machen, dann kann es natürlicherweise auch Entgiftungsreaktionen geben. Das ist bei allen Entgiftungskuren so und im Prinzip harmlos. Die Art und Weise von Entgiftungsreak-

99

Der Weg zum richtigen Salz

tionen hängt von Ihrer Veranlagung und vom persönlichen Entgiftungsbedarf Ihres Körpers ab. Welchen Entgiftungsbedarf Ihr Körper hat, hängt auch davon ab, was Sie ihm alles zugemutet haben. Manche Menschen haben keine oder kaum spürbare Reaktionen, andere wiederum finden sie lästig oder leiden geradezu darunter.

■ Beispiele für Entgiftungsreaktionen: verstärkter Schweiß und Körpergeruch, unrein werdende Haut, Müdigkeit, Verdauungsstörungen und Kopfschmerzen.

Wenn Sie unsicher sind, ob es sich um eine „natürliche" Entgiftungsreaktion handelt oder nicht, sollten Sie in jedem Fall einen Therapeuten aufsuchen, der sich auf Schüßler-Salze und auf Entgiftung spezialisiert hat. Diese Mechanismen des Körpers zu durchschauen, erfordert einige Erfahrung.

Welche Potenz?

Es ist durchaus möglich, dass Sie mit der Wahl des Salzes richtig lagen, die Regelpotenz in Ihrem Fall aber nicht die passende ist. Das ist insbesondere dann der Fall, wenn Sie zu den empfindsamen Phosphat- oder Silicea-Typen gehören oder wenn Sie eine langjährige chronische Erkrankung haben. Lassen Sie sich in diesem Fall ebenfalls von einem Schüßler-Therapeuten beraten.

Was tun bei Therapieblockaden?

Es gibt, wie gesagt, Störfaktoren, die den Heilungsprozess bremsen oder sogar verhindern können. Leider leben wir in einer Zeit, in der chronische Krankheiten zunehmen. Bei chronischen Krankheiten kommt man selten ohne die Mithilfe eines Therapeuten aus. Viele Menschen sind schon so multimorbid, das heißt, sie haben so viele verschiedene Krankheiten, dass sie gar nicht mehr richtig gesund werden. Durch ständiges Einnehmen von Medikamenten, die „Anti" (= gegen) oder „Blocker" sind, werden die den Menschen inne wohnenden Selbstheilungskräfte zunehmend lahm gelegt, und der Teufelskreis der chronischen Krankheit nimmt seinen Lauf. Die Betroffenen sprechen immer weniger auf Therapien an. Auch in der naturheilkundlichen Praxis gibt es immer mehr Therapieversager. Obwohl Schüßler-Salze solche Therapieblockaden lösen können, ist eine Ursachenforschung sinnvoll, damit Störfaktoren ausgeschaltet werden können.

Fragen und Antworten

Info

Was sind mögliche Störfaktoren?

- Fehlernährung (zu viele Säurebildner, zu fett, zu üppig)
- gestörter Schlaf (Wasseradern, Elektrosmog)
- Entzündungsherde wie Zahnwurzelentzündung, chronische Nasennebenhöhlen-Entzündung
- zu viel Genussgifte (Alkohol, Kaffee, Zigaretten)
- Allergien, Nahrungsmittel-Unverträglichkeiten
- seelische Blockade, Dauerstress

Wenn Sie das Gefühl haben, dass bei Ihnen eine solche Therapieblockade vorliegt, sollten Sie sich an einen Therapeuten Ihres Vertrauens wenden, der diese Themen ernst nimmt.

Einige dieser Ursachen können Sie beseitigen: Sie können Ihre Ernährung umstellen, auf Genussgifte verzichten, Ihren Schlafplatz sanieren. Seelische Blockaden zu lösen ist dagegen nicht so einfach möglich. Scheuen Sie sich nicht, die Hilfe eines Psychotherapeuten in Anspruch zu nehmen. Meiner Erfahrung nach ist „Familienstellen nach Hellinger" eine geeignete Methode, um an die eigene Problematik ranzukommen. Dauerstress erfordert gezieltes Umstellen erlernter Verhaltensmuster, was schwer, aber nicht unmöglich ist.

Wenn Sie eine Zahnbeherdung haben, brauchen Sie einen guten Zahnarzt, der Sie ernst nimmt.

- Die Schüßler-Salze Nr. 6 (Kalium sulfuricum) und Nr. 11 (Silicea) sind bei Zahn- und Nasennebenhöhlen-Störherden hilfreich.

In solchen Fällen kommt es aber auch auf die richtige Dosierung und die richtige Potenz an. Das kann nur Ihr Therapeut entscheiden, denn Störherde sind eine heikle Angelegenheit.

▼ Möglicher Grund für Therapieblockaden: Dauerstress im Beruf.

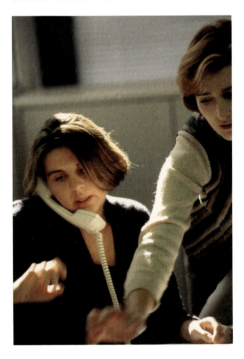

101

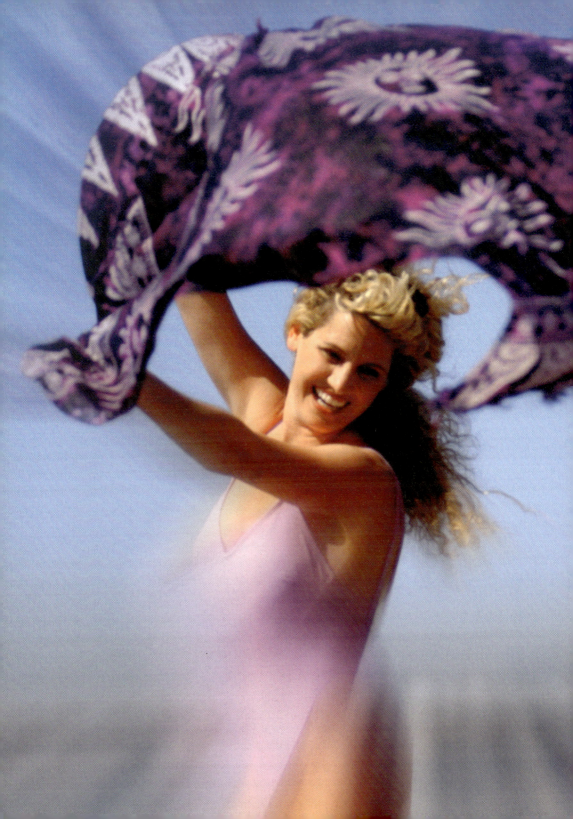

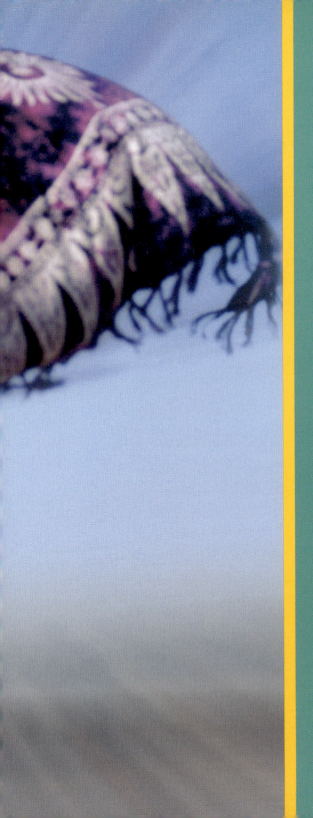

Anwendungen und Kuren

Vertiefen Sie Ihr Wissen über Schüßler-Salze – im folgenden Kapitel erfahren Sie mehr über Entzündungen und Infekte und ihre Behandlung mit Schüßler-Salzen.
Auch längere Kuren mit Schüßler-Salzen werden Ihnen hier vorgestellt – sie dienen der Entgiftung und bringen Sie wieder richtig in Schwung.

Anwendungen und Kuren

Grippale Infekte

In der biochemischen Therapie geht man von drei Entzündungsstadien aus, die auch den grippalen Infekten zugrunde liegen.

Wenn Sie einen entzündlichen Prozess mit Schüßler-Salzen behandeln, ist es wichtig, dass Sie einen Blick dafür bekommen, ob es sich dabei um einen akuten Prozess handelt oder ob sich hier bereits ein chronisches Geschehen abspielt (siehe Seite 107). Davon hängt die Wahl des zu verwendenden Schüßler-Salzes ab und natürlich der Erfolg.

Bei allen drei Entzündungsstadien erweisen sich entgiftende und entsäuernde Maßnahmen – wie Basenfasten – zur Unterstützung als besonders hilfreich.

Die drei Hauptmittel bei Entzündungen

1. Entzündungsstadium (Akutphase): Nr. 3 – Ferrum phosphoricum
2. Entzündungsstadium (beginnende Chronifizierung): Nr. 4 – Kalium chloratum
3. Entzündungsstadium (chronisches Stadium): Nr. 6 – Kalium sulfuricum

Wenn Sie das Prinzip der drei Entzündungsstadien verinnerlicht haben, sind Sie in der Lage, Ihren nächsten Infekt in einem völlig neuen Licht zu sehen und vor allem zu behandeln.

Behandlung mit Schüßler-Salzen

Grippale Infekte, egal ob akut oder chronisch, lassen sich hervorragend mit den passenden Schüßler-Salzen behandeln. Damit Sie auch in Ihrem Fall das passende Schüßler-Salz finden, habe ich Ihnen hier eine Vorgehensweise zusammengestellt, die Ihnen das Finden des richtigen Mittels erleichtert.

Wenn Sie merken, dass Sie eine Erkältung ausbrüten und in einem Buch über Schüßler-Salze unter „beginnender Infekt" nachlesen, finden Sie dort das Salz Nr. 3 (Ferrum phosphoricum) empfohlen – das Salz für das 1. Entzündungsstadium. Dieses Stadium zeichnet sich dadurch aus, dass Sie hier alle

Grippale Infekte ▶

GUT ZU WISSEN

Beherdungen verhindern die Heilung!

Wenn Sie den Verdacht haben, dass bei Ihnen eine Erkrankung chronisch geworden ist, sollten Sie abklären lassen, ob eine Beherdung den Heilprozess hindert. Dies ist besonders dann der Fall, wenn nach mehrtägiger Einnahme der Salze Nr. 4 oder 6 keine deutlich spürbare Besserung der Symptome auftritt.

Beherdungen können sein: chronische Entzündungen an Zahnwurzeln, im Kiefer, in Zahntaschen, in Nasennebenhöhlen, im Darm, im Unterleib. Oft müssen solche Herde erst beseitigt werden, damit der Heilprozess in Gang kommen kann. Vor allem Wurzelbehandlungen an Zähnen können nach einer gewissen Zeit zu Beherdungen führen. Bei einer solchen Behandlung gibt der Zahnarzt in der Regel eine Keime abtötende, antibiotische Substanz dazu, die eine bakterielle Ansiedelung verhindert. Nach einer gewissen Zeit ist diese Substanz aber aufgebraucht, und es kommt zur Keimansiedlung und damit zu einem schwelenden Entzündungsprozess – eine typische Beherdung. Interessanterweise merken Sie das als Betroffener nur selten. Nur Ihre Vitalität leidet – aber das könnte ja auch andere Ursachen haben. Auf diese

Weise kann eine Beherdung Sie viel Lebensenergie kosten. Ein guter Zahnarzt kann auf einer so genannten Panorama-aufnahme Herde erkennen und etwas dagegen unternehmen. Die Einnahme von Schüßler-Salz Nr. 6 – Kalium sulfuricum – über mehrere Wochen unterstützt den Heilungsprozess enorm, denn es hilft, Eiweiße abzubauen. Bedenken Sie, dass Bakterien auch aus Eiweiß bestehen. Mitunter muss bei einer starken Beherdung ein Antibiotikum eingesetzt werden, und auch hier ist die Nachbehandlung mit Kalium sulfuricum angebracht. Je nach Typ und Art ihrer Beschwerden kommen zur Nr. 6 auch andere Schüßler-Salze zur Anwendung.

Meine Bitte: Wenn Sie den Verdacht haben, dass eine wie auch immer geartete Beherdung die Ursache für Ihren Vitalitäts-verlust ist, dann „doktern" Sie nicht allein daran herum. Das gehört in die Hand eines erfahrenen Schüßler-Therapeuten in Zusammenarbeit mit einem Zahnarzt, die dann beide mittels Elektro-Akupunktur (bzw. mittels Mora-Methode, siehe Seite 19) Störherde ermitteln und einen sinnvollen Therapieplan aufstellen können.

Anzeichen eines echt akuten Geschehens finden, wie Rötung im Gesicht, erhöhte Körpertemperatur, schnell auftretende Entzündung. Ich freue mich immer, wenn ein erkälteter Mensch erhöhte Körpertemperatur oder Fieber bekommt. Das zeigt mir, dass sein

Organismus noch normal auf unerwünschte Eindringlinge, auf Bakterien oder Viren, reagiert.

▪ Fieber ist ein Abwehrmechanismus des Körpers.

Anwendungen und Kuren

Die Entzündungsstadien und ihre Salze

AUF EINEN BLICK

Das 1. Entzündungsstadium – Salz Nr. 3 (Ferrum phosphoricum)

Die meisten entzündlichen Krankheiten wie Infekte oder Gelenkentzündungen beginnen mit dem ersten Entzündungsstadium – zumindest sollte es so sein. Dabei reagiert der Körper auf einen Reiz oder auf einen Fremdkörper, beispielsweise einen bakteriellen Erreger. Typische Symptome sind: Schmerz, Rötung, Wärme, Schwellung, eingeschränkte Funktion im betroffenen Körperteil.

> **Typisch:** Die Ferrumröte auf den Wangen und an den Ohren, auch Blässe ist möglich. Die Zunge ist feucht und ohne Belag. Erhöhte Temperatur oder Fieber bis 39 °C ist möglich.

Durch diese Reaktionen versucht der Körper, den Reiz oder den Fremdkörper wieder loszuwerden. Eigentlich sollte er das ganz allein ohne unsere Hilfe schaffen, aber wir können ihm dabei helfen: Wenn Sie bei einem beginnenden Infekt Fieber entwickeln, unterstützen Sie Ihre Selbstheilungskräfte durch Ruhe und mehrere Gaben von Schüßler-Salz Nr. 3. Durch Ruhe und Schonung – ein Fremdwort in der heutigen Zeit – erholt sich der Körper langsam wieder von der Abwehrarbeit. Wenn Sie dagegen ein fiebersenkendes Mittel nehmen, unterbrechen Sie die Selbstheilungsvorgänge Ihres Körpers. Der schnelle Griff zu Medikamenten, um Symptome wegzudrücken, hat in den vergangenen Jahrzehnten dazu geführt, dass es immer

weniger 1. Entzündungsstadien, dafür umso mehr 2. und 3. Stadien gibt. Bei Kindern, die meist noch nicht so viele Medikamente eingenommen haben, findet man noch diese „reine" Entzündungsform, die schnell auf Schüßler-Salz Nr. 3 reagieren.

Das 2. Entzündungsstadium – Salz Nr. 4 (Kalium chloratum)

Leider ist es heute üblich, beim ersten Aufkeimen von Fieber und anderen Entzündungszeichen Medikamente einzunehmen, die zwar die Symptome bekämpfen, den Körper aber von seiner Heilungsarbeit abhalten. Wenn Sie das immer wieder tun, „verschleppen" Sie Ihre Entzündungen, und diese beginnen, chronisch zu werden – das 2. Entzündungsstadium beginnt.

Neben dieser unnatürlichen Ursache für das 2. Entzündungsstadium gibt es auch eine natürliche Ursache: Manchmal schafft es der Körper aus eigener Kraft einfach nicht, den Krankheitsreiz oder den Erreger zu besiegen. Dadurch wird die Entzündung ebenfalls verschleppt, und die Krankheit ist im Begriff, sich zu manifestieren und chronisch zu werden. Hier können Sie Ihre Selbstheilungskräfte mit einer 6- bis 8-wöchigen Einnahme von Salz Nr. 4 – 3-mal täglich 1–2 Tabletten – unterstützen.

> **Typisch:** Abgang von weißem, zähem Schleim, weißer bis grauer Zungenbelag, zunehmender Vitalitätsverlust.

106

Grippale Infekte ▶

Der Übergang vom 1. zum 2. Entzündungsstadium kann fließend sein. Wenn Sie unsicher sind, dann können Sie die Salze Nr. 3 in D12 und Nr. 4 in D6 auch im Wechsel einnehmen, je 3-mal 1 Tablette.

Das 3. Entzündungsstadium – Salz Nr. 6 (Kalium sulfuricum)

Im 3. Entzündungsstadium ist die Entzündung chronisch geworden. Chronisch bedeutet hier nicht, dass Sie ständig krank sind, sondern dass die Erreger sich „eingenistet" haben und in mehr oder weniger regelmäßigen Abständen zu akuten Symptomen führen. Hier wechseln sich akute Phasen mit Ruhephasen ab. Doch auch die Ruhephase kostet den Körper Kraft, denn er muss diesen Erreger ständig im Auge behalten. So kommt es zu dauerhaftem Vitalitätsverlust und Müdigkeit. Während der immer wieder aufflammenden Akutphasen (Reinigungs- und Aufräumphase) versucht der Körper, die Erreger wieder loszuwerden.

> **Typisch:** Vermehrt gelber bis brauner Schleim, gelb-brauner Zungenbelag, Müdigkeit.

Die folgenden Krankheiten können dem dritten Entzündungsstadium zugeordnet werden:
- chronische Magenschleimhautentzündung
- chronische Infekte
- chronische Nasennebenhöhlen-Entzündung
- Heuschnupfen
- chronisch-entzündliche Darmerkrankungen wie Colitis ulcerosa, Morbus Crohn, Divertikulitis, Blinddarmentzündung
- alle rheumatischen Erkrankungen
- Fibromyalgie
- Arthritis
- Gicht
- chronische Nervenentzündungen
- chronische Nieren- und Blasenentzündungen
- chronische Sehnenscheidenentzündungen
- chronische Mittelohrentzündung
- Zahnwurzelentzündungen
- chronische Bronchitis
- Asthma
- chronisch-entzündliche Hauterkrankungen wie Neurodermitis

Typisch für die erwähnten Krankheiten ist der Verlauf in Schüben. Es wechseln sich latente Ruhephasen mir akuten entzündlichen Schubphasen ab. Das Muster dieser Schübe ist vom Prinzip her immer gleich. Je nach Typ und je nach Organ oder Gewebe, in dem der Schub sich abspielt, können Sie nun die geeigneten Schüßler-Kombinationen auswählen.

Wichtig: Eine chronische Krankheit verlangt immer auch das oder die passenden Salze für den Typ!

107

Anwendungen und Kuren

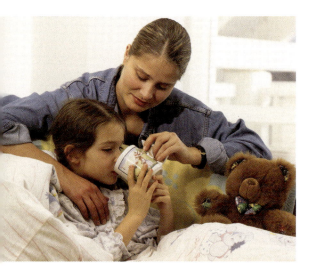

▲ Fieber beschleunigt den Stoffwechsel und wehrt Eindringlinge ab.

Durch die Erhöhung der Körpertemperatur werden alle Enzyme aktiviert, was den gesamten Stoffwechsel beschleunigt, auch das Immunsystem. So werden die Eindringlinge abgewehrt. Bei rein bakteriellen Infekten ist dazu eine Temperaturerhöhung bis etwa 38,5 °C nötig, bei Mischinfektionen oder rein durch Viren bedingten Infekten sind höhere Temperaturen bis 40,4 °C nötig. Das bedeutet nun nicht, dass man Fieber nicht behandeln soll. Es ist gefährlich, Fieber nicht zu behandeln. Es ist aber auch gefährlich, Fieber einfach zu senken, weil Sie damit die körpereigenen Heilvorgänge unterbinden.

Die einzig sinnvolle Vorgehensweise ist die Unterstützung des Heilvorgangs durch natürliche Methoden. So haben wir bei keinem unserer Kinder (jetzt 14 und 21 Jahre alt) jemals ein fiebersenkendes Medikament benötigt – sie hatten allerlei Infekte und Kinderkrankheiten wie Scharlach, Masern, Keuchhusten. Homöopathische Medikamente (mein Mann ist Arzt für Homöopathie) und Schüßler-Salze waren immer ausreichend. Natürlich ist das eingebunden in eine vollwertige Ernährung mit viel frischem Obst, frisch gepressten Säften, Salaten, Gemüse und Getreide.

Es gibt nun leider auch Kinder, deren Fieber sich auf natürliche Weise nicht senken lässt. In solchen Fällen ist es nicht angebracht, tagelang zu Hause nur Naturheilmittel zu probieren, bis das Kind völlig erschöpft ist, denn Fieber zehrt an den Kräften.

▌ Wenn Sie Kinder haben und ein anfängliches Fieber mit Schüßler-Salz Nr. 3 behandeln, muss dieses Fieber innerhalb der nächsten 2 Tage weg sein. Ist das nicht der Fall, müssen Sie sofort zu einem Arzt gehen!

Es ist nicht möglich, im Rahmen eines solchen Ratgebers alle Möglichkeiten, die der Verlauf eines Krankheitsprozesses mit sich bringt, im Detail zu erörtern. Auch leben wir leider in einer Zeit, in der viele Menschen mehr oder weniger chronische Krankheiten mit sich herum tragen. Das bedeutet unter

Grippale Infekte ▶

anderem, dass Abwehrreaktionen, die ein Selbstheilungsprozess des Organismus sind, langsamer und uneffektiver ablaufen. Dadurch merkt der Betroffene den Beginn des Infektes in der Regel später und hat selten die typischen Anfangssymptome.

Echte akute Infekte

Ein echter akuter grippaler Infekt kommt eigentlich nur noch bei Kindern vor, und auch hier nicht bei allen. Echt akute Infekte erkennen Sie daran, dass alle oder fast alle Symptome des ersten Entzündungsstadiums auftreten.

Wenn ein akuter Infekt bei Ihnen mit Fließschnupfen beginnt, sollten Sie abklären, ob es sich dabei wirklich um

Zeichen eines echten akuten Infekts

- Rötung (rote Wangen oder Ohren)
- erhöhte Körpertemperatur oder Fieber bis 39° C
- Schmerzen (Gliederschmerzen)
- Schwellung (beispielsweise der Nasenschleimhäute)
- eingeschränkte körperliche Funktionen (verminderte Leistungsfähigkeit, verstopfte Nase)
- Zunge: ohne Belag, rot und glänzend – denn Infekte sind Entzündungen

Zeichen eines verschleppten Infekts

- Zunge: nicht mehr rein, sondern weißgrau oder gelbbraun belegt
- Nase: sondert weiße, Faden ziehende Flüssigkeit ab
- alle Absonderungen sind weißlich oder gelbbraun

einen Infekt oder vielleicht um einen allergischen Schnupfen handelt. Hierbei ist die Zunge rein mit Schleimstraßen. Der Bedarf an Schüßler-Salz Nr. 8 bei einem Schnupfen hat nicht selten allergische Ursachen.

Verschleppte Infekte

Ein Infekt ist unter biochemischen Gesichtspunkten nur dann als akut anzusehen, wenn alle Anzeichen des 1. Entzündungsstadiums vorhanden sind. Heutzutage nehmen viele Menschen die ersten Anzeichen einer Erkältungskrankheit gar nicht mehr wahr oder verdrängen sie: Beim ersten Kratzen im Hals werfen sie mal eben einige Halswehtabletten ein oder nehmen ein paar Nasentropfen bei beginnendem Schnupfen – und schon ist der Infekt verschleppt. Ferrum phosphoricum hilft in diesen Fällen nicht mehr, weil hier bereits das 2. Entzündungsstadium vorliegt.

109

Anwendungen und Kuren

- Schauen Sie bei jedem Infekt, den Sie als „beginnend" wahrnehmen, ob er wirklich gerade beginnt und daher akut ist. Sie kommen so viel schneller zum passenden Schüßler-Salz.

Es kommt natürlich auch vor, dass ein Infekt so lange verschleppt wird, bis er richtig chronisch geworden ist. Sie können das an der Farbe der Zunge und der Ausscheidungen erkennen und unterscheiden.

Chronische Infekte

Chronisch bedeutet: Die Krankheit ist immer da, jedoch nicht immer aktiv. Wenn Sie beispielsweise immer wieder an Nasennebenhöhlen-Entzündungen leiden und nur wenige Wochen oder Monate im Jahr davon frei sind, handelt es sich dabei um einen chronischen Infekt. Das Antibiotikum, das Sie jedes Mal einnehmen, nimmt Ihnen immer nur die Spitze vom Eisberg – ein Heilungsprozess kommt damit nicht zustande. Ich möchte damit der antibiotischen Therapie nicht ihre Notwendigkeit absprechen – sie kann lebensrettend sein. Sie müssen sich aber darüber im Klaren sein, dass Sie Ihre körpereigenen Selbstheilungskräfte und vor allem Ihr Immunsystem dadurch schwächen. Was geschieht? Es werden Keime abgetötet, leider auch Keime der Darmflora. Die Empfänglichkeit des Körpers für die Keime bleibt jedoch bestehen. Sie wird sogar noch stärker, weil die für das Immunsystem so wichtigen Darmkeime geschwächt werden. So beginnt ein Teufelskreis, der sich nur unterbrechen lässt, wenn man den Organismus umstimmt und damit die Krankheitsbereitschaft aufhört. Schüßler-Salze können das wunderbar – wenn Sie die richtigen einnehmen.

Zeichen eines chronischen Infekts

- Zunge: gelbbrauner Belag
- alle Absonderungen sind gelbbrauner Schleim
- Müdigkeit

Kaliumsulfat kann den chronischen Prozess auflösen. Das ist harte Arbeit für den Körper und Sie fühlen sich vielleicht in den ersten Einnahmetagen etwas müde und schlapp. Wichtig ist, dass die Abfallstoffe, die dabei entstehen, auch abtransportiert werden. Deshalb sollten Sie begleitend immer auch Schüßler-Salz Nr. 10 (Natriumsulfat) einnehmen, damit die Gifte den Körper über den Darm verlassen können. Auch Schüßler-Salz Nr. 12 (Calciumsulfat) ist geeignet zur Entgiftung der Lymphe.

Grippale Infekte ◀

AUF EINEN BLICK

Behandlung von grippalen Infekten

Akuter Infekt
(1. Entzündungsstadium)
- Hauptmittel: Nr. 3 (Ferrum phosphoricum) D12 – Dosierung s. Seite 46
- bei Fieber über 39° C: Nr. 5 (Kalium phosphoricum) D6 – Dosierung s. Seite 55
- Beginn mit Fließschnupfen: Nr. 8 (Natrium chloratum) D6 – Dosierung s. Seite 69

Verschleppter Infekt
(2. oder 3. Entzündungsstadium)
Je nach Symptomatik helfen hier die Salze Nr. 4 (Kaliumchlorid) oder Nr. 6 (Kaliumsulfat) für das 2. bzw. 3. Entzündungsstadium: 3-mal 1 bis 2 Tabletten, bei Kindern entsprechend weniger.

Chronischer Infekt
(3. Entzündungsstadium)
- Hauptmittel: Nr. 6 (Kaliumsulfat) D6, 3-mal 2 Tabletten
- zur Entgiftung: Nr. 10 (Natriumsulfat) D6 – mittags 2 Tabletten, unterstützt von Nr. 12 (Calciumsulfat) D6 – morgens 2 Tabletten

Diese relativ hohe Dosierung empfehle ich Sulfat-Typen. Wenn Sie ein empfindlicherer Typ sind, sollten Sie die Dosis halbieren.

Wenn die Nasennebenhöhlen betroffen sind können auch andere Schüßler-Salze notwendig sein:
- Nr. 6 Kalium sulfuricum D6 – Dosierung s. Seite 59
- Nr. 11 Silicea D12 – Dosierung s. Seite 79
- Nr. 12 Calcium sulfuricum D6 – Dosierung s. Seite 81

Nachbehandlung
- Sulfat- oder Chlorid-Typ: Entschlackungskur (Seite 114) und Ernährungsumstellung
- Phosphat-, Silicea- oder Fluorid-Typ: Kur zur Stärkung der Abwehrkräfte (Seite 116)

Unterstützt die Behandlung
- Verzicht auf Milchprodukte, Fleisch, Wurst und Fisch – je weniger Eiweiß Sie dem Körper liefern, umso besser kann Kaliumsulfat wirken.
- Rettich (schwarzer Rettich, Rettichsaft) entgiftet und entschleimt die Nebenhöhlen, die Bronchien und den Darm.

Anwendungen und Kuren

Schüßler-Salze gegen Schmerzen

Das Mittel der ersten Wahl bei Schmerzen ist das Schüßler-Salz Nr. 7 – Magnesiumphosphat.

Die „Heiße Sieben":

10 Tabletten Magnesiumphosphat D6 in heißem Wasser auflösen und langsam schluckweise trinken. Bei Kindern bitte nur 5 Tabletten in Wasser auflösen.

Immer, wenn die Schmerzen ganz plötzlich aufgetreten sind, hilft die „Heiße Sieben".

Gliederschmerzen: Sind diese durch einen Infekt bedingt, hilft Schüßler-Salz Nr. 3 (Ferrum phosphoricum), sofern Ferrum-Schatten (siehe Seiten 41 und 42) an der Augeninnenseite, die Ferrum-Röte (siehe Seite 42) auf den Wangen oder an den Ohren vorhanden sind. Auch Blässe in Verbindung mit dem Ferrum-Schatten ist möglich.

Kopfschmerzen: Hier kommen Schüßler-Salz Nr. 3 (Ferrum phosphoricum), Nr. 8 (Natrium chloratum), Nr. 6 (Kalium sulfuricum) oder Nr. 10 (Natrium sulfuricium) in Frage. Auswahlkriterien sind Zungenbeschaffenheit, Absonderungen und Antlitzzeichen – siehe auch „Wegweiser Zunge" und „Wegweiser Ausscheidungen" (Seiten 126 und 127).

Arthrotische und rheumatische Schmerzen: Hier kommen zusätzlich zur Nr. 7 noch die Nr. 9 und Nr. 11 in Frage.

Akute und chronische Bandscheibenprobleme: Wahre Wunder bewirken hier die Nr. 7 (Magnesium phosphoricum) zusammen mit der Nr. 5 (Kalium phosphoricum).

Viel häufiger als der viel diagnostizierte Bandscheibenvorfall handelt es sich um eine Verschiebung der Bandscheiben, wodurch ein Druck auf die betroffenen Nerven entsteht, was ebenso schmerz-

Die „Heiße 5/7"

Je 5 Tabletten der Nr. 5 in D6 und der Nr. 7 in D6 in heißem Wasser auflösen und langsam schluckweise trinken; nach einem halben Tag alles noch einmal wiederholen und dann in eine Dosierung von je 3-mal 1–2 Tabletten übergehen.

haft ist wie ein Vorfall. Ein Nervenmittel – die Nr. 5 – ist daher unverzichtbar. Meist kommt der Schmerz plötzlich durch eine ungeschickte Bewegung oder durch Fehlhaltung.

Begleitend muss ein dauerhaftes Bewegungsprogramm erfolgen. Dies besteht aus gezielten Übungen, beispielsweise bei einem Krankengymnasten, um die äußere Muskulatur zu stärken. Wichtig zur Stabilisierung der Bandscheiben und der Wirbel ist aber die tiefe Muskulatur, die man eigentlich nur mit Yoga-Übungen erreicht. Kurse hierfür bieten unter anderem die Volkshochschulen an.

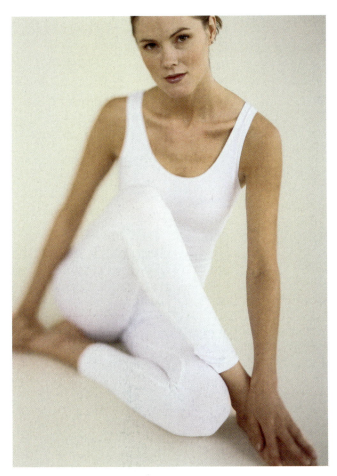

◄ Üben Sie jeden Tag Yoga – und wenn es nur wenige Minuten sind.

Anwendungen und Kuren

Kuren

Besonders bei längerer Anwendung als Kur haben Schüßler-Salze positive Auswirkungen auf den Organismus.

Entgiftung, Entsäuerung und Entschlackung

Diese Kur kennen viele Leser aus meinem Buch: „Basenfasten plus". Sie darf in einem Buch über Schüßler-Salze nicht fehlen. Wenn Sie gerade über chronische Infekte gelesen haben – vermutlich, weil Sie davon betroffen sind –, ist Entgiftung das Thema, das Sie als Nächstes interessieren sollte.

▌ Diese Kur ist auch bestens als Frühjahrskur für all diejenigen geeignet, die ihren Winterspeck loswerden und den Stoffwechsel ankurbeln wollen.

Die Kur enthält zwei Sulfate, die ihre entschlackende Hauptwirkung im Verdauungskanal, aber auch in der Leber haben. Außerdem enthält sie ein Phosphat und Silicea – zwei Salze, die eine entsäuernde und entgiftende Wirkung auf Nieren, Haut und Bindegewebe haben.

AUF EINEN BLICK

Die Kur zur Entgiftung

▌ Entgiftet die Leber: Nr. 6 (Kalium sulfuricum) D6
▌ Regt die Nieren an, überschüssige Säuren auszuscheiden: Nr. 9 (Natrium phosphoricum) D6.
▌ Regt den Leberstoffwechsel sowie den gesamten Stoffwechsel an, Gifte auszuscheiden: Nr. 10 (Natrium sulfuricum) D6.
▌ Zur Entgiftung des Bindegewebes und der Nieren: Nr. 11 (Silicea) D12.

Dosierung: Nehmen Sie von jedem der Salze je 2 vor den Mahlzeiten ein. Mein Vorschlag: Morgens 2 Tabletten Nr. 9, vor dem Mittagsessen 2 Tabletten Nr. 11, am Nachmittag 2 Tabletten Nr. 6 und vor dem Abendessen 2 Tabletten Nr. 10.
Dauer der Kur: 6–8 Wochen. Wenn Sie ein Phosphat- oder Silicea-Typ sind, ist die Entgiftung in dieser Dosierung bereits nach 4 Wochen erreicht. Da Sie als Phosphat- oder Silicea-Typ sehr feinfühlig sind, spüren Sie in der Regel gut, wann Sie die Kur beenden können.

114

Kuren ▶

Heuschnupfen und andere Allergien

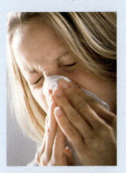

Wenn Sie unter Pollenallergie leiden, ist eine Entgiftungskur mit Schüßler-Salzen in der allergiefreien Zeit empfehlenswert. Denn meiner Erfahrung nach sind die meisten Pollenallergiker stark übersäuert. Und mit welchen Schüßler-Salzen reguliert man den Säure-Basen-Haushalt? Mit den Salzen Nr. 8 (Natriumchlorid) und Nr. 9 (Natriumphosphat). Sehen Sie sich die Symptome des Heuschnupfens einmal genau an: Die Nase läuft wie Wasser, die Augen jucken und sind trocken, oder sie tränen sehr stark und es bildet sich viel durchsichtiger Schleim. Deshalb sollten Sie in der Heuschnupfenzeit Lebensmittel, die Schleim bilden – wie Milch und Milchprodukte –, vermeiden. Essen Sie lieber viel Obst und Gemüse – das entsäuert. In meinem Buch „Allergien – endlich Hilfe durch Basenfasten" finden Sie viele Tipps und Rezepte für Pollenallergiker.

GUT ZU WISSEN

Ideal ist, wenn Sie während dieser Kur auch auf obst- und gemüsereiche Kost den Schwerpunkt legen. In jedem Fall müssen Sie viel Quellwasser trinken, um die Nieren zu durchspülen. Ich empfehle Lauretana, ein mineralienarmes, gut entgiftendes Wasser aus dem Monte-Rosa-Massiv, erhältlich im Getränkehandel, Reformhaus und Naturkostladen.

Stärkung der Abwehrkräfte

Infektanfälligkeiten haben im Wesentlichen zwei Ursachen: Entweder Sie haben wirklich ein schwaches Immunsystem – dann sind Sie ein Phosphat-, ein Silicea- oder ein Fluorid- Typ, und die nachfolgende Kur zur Stärkung des Abwehrsystems ist für Sie eine geeignete Methode, Ihr Immunsystem wieder flottzukriegen. Oder aber Sie sind einfach nur völlig verschlackt, weil Sie zu gut und zu viel essen, trinken und sich zu wenig bewegen – ein Genussmensch eben. In diesem Fall sind Sie wohl ein Sulfat- oder ein Chlorid-Typ, und die zuvor beschriebene Entgiftungskur, am besten in Verbindung mit einer Woche Basenfasten, wirkt wahre Wunder. Prüfen Sie sich selbst, denn Sie wissen ja vermutlich inzwischen, was für ein Typ Sie sind und wo Ihre Schwächen liegen.

Anwendungen und Kuren

> **AUF EINEN BLICK**
>
> ### Die Kur zur Abwehrstärkung
>
> - Schüßler-Salz Nr. 3 (Ferrum phosphoricum) D12: 2 Wochen lang 3-mal täglich 1–2 Tabletten
> - Anschließend: Schüßler-Salz Nr. 7 (Magnesium phosphoricum) D6, 2 Wochen lang 3-mal täglich 1–2 Tabletten
> - Anschließend: Schüßler-Salz Nr. 6 (Kalium sulfuricum) D6, 2 Wochen lang 3-mal täglich 1–2 Tabletten; alternativ Schüßler-Salz Nr. 11 (Silicea) D12
>
> **Tipp:** Beginnen Sie zunächst mit 3-mal 1 Tablette pro Tag und steigern Sie diese Dosierung, wenn Sie das Gefühl haben, dass Sie diese gut vertragen.

Die Kur sollten Sie beginnen, sobald der Herbst sich ankündigt. Menschen, die ein schwaches Immunsystem haben, sind meist empfindsame Menschen, die in der feucht-kalten Jahreszeit besonders krankheitsanfällig sind. Sie können diese Kur aber auch gegen Ende des Winters machen, wenn Sie das Gefühl haben, dass Ihr Immunsystem die letzten Wochen des Winters nicht mehr durchhält.

Zusätzlich sollten Sie möglichst täglich an die frische Luft und sich viel bewegen. Machen Sie so oft wie möglich Wechselduschen. Morgens ein Glas heißes Wasser mit 2–3 hauchdünnen Scheiben frischem Ingwer stärkt die Abwehr ebenfalls.

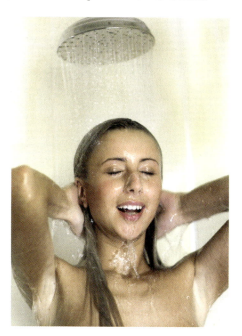

◀ Wechselduschen stärkt die Abwehrkräfte.

Kuren ▶

Kuren für die Schönheit

Alle Veränderungen auf der Haut geben Auskunft darüber, welcher Mineralstoff im Ungleichgewicht ist. Machen Sie zunächst wieder den Antlitz-Check.

Wenn Sie nun in Kapitel „Welches Salz bei welcher Krankheit" nachschauen, haben Sie Ihr Mittel vielleicht schon gefunden. Im Kasten finden Sie noch einige Tipps, bei welchen Hautproblemen welche Salze erfahrungsgemäß am besten helfen.

Wenn Ihre Hautunreinheiten sich in erster Linie in der Zone um den Mund befinden, haben Sie ein so genanntes periorales Ekzem, das auf Darmprobleme schließen lässt. In den meisten Fällen habe ich festgestellt, dass die betroffenen Patienten an Verdauungsstörungen wie Verstopfung, Durchfall

Der Antlitz-Check

- Wie ist die Hautgrundfärbung? Blass, milchig, grau, rot, gelb, braun, grünlich?
- Wie sind die Störungen? Eitrig, trocken, wässrig-gefüllt, schuppig?
- Welche Farbe hat die Absonderung? Farblos, rahmgelb, braun, weiß, grünlich?

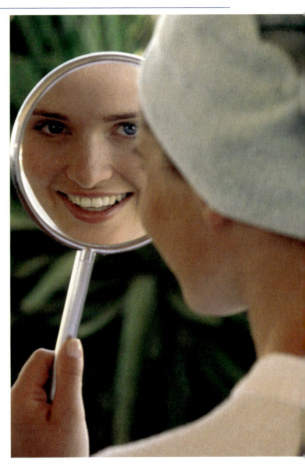

▲ Der Antlitz-Check gibt erste Hinweise auf das fehlende Salz.

oder Reizdarm leiden. Weitere Untersuchungen ergeben dann so gut wie immer, dass Nahrungsmittel-Unverträglichkeiten oder Allergien vorhanden sind. Lassen Sie das erst einmal

Anwendungen und Kuren

Fürstlich schlafen mit den richtigen Salzen

- Schlafstörungen: Nr. 5 D12 vor dem Schlafengehen 2 Tabletten.
- Wenn Sie nach einem anstrengenden Tag zwar erschöpft, aber auch zu überdreht sind, um einzuschlafen, sind 2 Tabletten der Nr. 7 D12 hilfreich.

abklären und denken Sie an die Salze Nr. 9 und Nr. 10.

Bedenken Sie bitte auch, dass Rauchen die Haut alt und grau macht und dass Säurebildner die Haut und das Bindegewebe schädigen. Beginnen Sie den Tag mit einem frisch gepressten Saft aus Obst und Gemüse und Sie tun Ihrer Haut und Ihrem Bindegewebe einen großen Gefallen.

- Neben einer Schüßler-Kur für schöne Haut ist bekanntlich Schlaf ein weiteres wichtiges Schönheitsmittel.

Doch bevor Sie zu den Schüßler-Salzen greifen, sollten Sie abklären, ob Ihr Schlafplatz in Ordnung ist. Wenn Sie auf einem Erdmagnetfeld oder auf einer Wasserader liegen, kann das während der Nacht Ihr Nervensystem so stören, dass Sie nicht gut schlafen können.

▼ Erholsamer Schlaf ist das beste Schönheitsmittel.

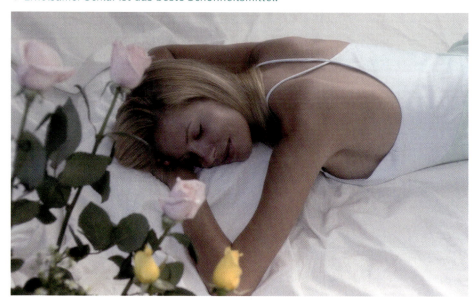

Kuren ▶

AUF EINEN BLICK

Kuren für schöne Haut

Hautunreinheiten

3-mal 1 Tablette über einen Zeitraum von 8 Wochen:

▪ Bei roten, entzündeten Unreinheiten und fettiger Haut: Nr. 9 (Natrium phosphoricum) D6
▪ Bei eitrigen Unreinheiten auf trockener Haut: Nr. 11 (Silicea) D12
▪ Bei Unreinheiten auf trockener, schuppiger Haut und gelbbraunem Teint: Nr. 6 (Kalium sulfuricum) D6
▪ Haut gerötet, entzündet auf gelbbraun-grünlichem Teint: Nr. 10 (Natrium sulfuricum) D6

Trockene, raue, rissige Haut

3-mal 1 Tablette über einen Zeitraum von 8 Wochen:

▪ Bei starker Verhornungsneigung und Schwielen: Nr. 1 (Calcium fluoratum) D12, auch als Salbe
▪ Bei trockener glatter Haut: Nr. 8 (Natrium chloratum) D6
▪ Bei trockener faltiger Haut: Nr. 11 (Silicea) D12
▪ Bei trockener Haut, gelbbraunem Teint, Hautjucken, Pigmentflecken: Nr. 6 (Kalium sulfuricum) D6

Kur gegen vorzeitige Hautalterung

▪ Morgens vor dem Frühstück: 1 Tablette Silicea D12 und 1 Tablette Calcium fluoratum D12 im Mund zergehen lassen.
▪ Abends: 1 Tablette Silicea D12 und 1 Tablette Calcium fluoratum D12 im Mund zergehen lassen.
▪ Dauer: 8 Wochen.

Tipp: Wenn Sich bereits erste Knitterfältchen zeigen, können Sie diese Kur durch die dazu gehörige Salbenmischung unterstützen. Lassen Sie sich in der Apotheke die Salbe Nr. 1 (Calcium fluoratum) „N" und Salbe Nr. 11 (Silicea) „N" zusammenmischen. Ihr Apotheker füllt Ihnen diese Mischung in eine Salbenkruke oder auf Wunsch in eine Tube. Die neuen Salbengrundlagen „N" sind durch ihre leichtere Konsistenz angenehmer und kommen den Bedürfnissen nach einer kosmetischen Verwendung dieser Salze sehr entgegen. Diese Kur hilft auch gegen Cellulitis.

Besonders Phosphat-Typen und Silicea-Typen sind dafür empfänglich. Aufregende Fernsehsendungen, Gespräche und Viellesen können den Schlaf ebenfalls stören. Ein beruhigendes Bad, beispielsweise ein Basenbad nach Apotheker Bullrich oder ein Lavendelbad, entspannt ebenfalls und fördert den Schlaf.

Anwendungen und Kuren

Gut durch die Wechseljahre

Mit Schüßler-Salzen können Sie frühzeitig vorbeugen, sodass Sie die viel gefürchtete Osteoporose erst gar nicht bekommen. Die hier vorgeschlagene Osteoporosekur eignet sich übrigens auch sehr gut zur Nachbehandlung von Knochenbrüchen, zur Behandlung von Wachstumsstörungen und als Kur in Schwangerschaft und Stillzeit.

■ Die Osteoporosekur empfiehlt sich auch dann, wenn Sie schon Osteoporose haben.

Ihre vom Arzt verwendeten Calciumpräparate oder Bisphosphonate stören die Schüßler-Kur nicht und umgekehrt auch nicht. Im Gegenteil: Die Schüßler-Salze sorgen durch ihre potenzierte Darreichungsform dafür, dass der Knochenstoffwechsel sich wieder normalisiert und die Calcium- und Phosphataufnahme angeregt wird. Die Bisphosphonate können so besser wirken.

Die Angst vor Osteoporose ist nicht das einzige Problem, das Frauen mit Beginn der Wechseljahre bekommen. Die Östrogenproduktion lässt nach, die Haut wird trocken, der Stoffwechsel wird langsamer, der Schlaf wird schlechter und das Gefühlsleben gerät ins Wanken.

Info

Schutz vor Osteoporose

■ Achten Sie darauf, dass jeden Tag Obst, Salat, frische Kräuter, Samen, Keimlinge und Gemüse auf den Tisch kommen.
■ Planen Sie jeden Tag 45–60 Minuten körperliche Bewegung ein, bei der wirklich alle Körperteile bewegt werden. Bewegung und vitaminreiche Ernährung ist die beste Vorbeugung gegen Osteoporose!
■ Rauchen Sie nicht/nicht mehr – Rauchen fördert Osteoporose!

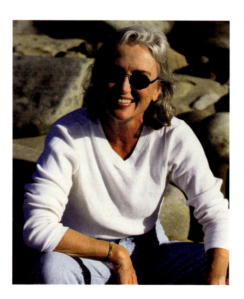

◀ Mit positiver Lebenseinstellung gut durch die Wechseljahre.

120

Kuren ◄

AUF EINEN BLICK

Kuren für die Wechseljahre

Osteoporose

- Nr. 1 (Calcium fluoratum) D12
- Nr. 2 (Calcium phosphoricum) D6
- Nr. 11 (Silicea) D12

Dosierung: Von jedem Salz 2 Tabletten über den Tag verteilt auf der Zunge zergehen lassen.
Dauer: Einnahme für 3 Monate, dann jeweils 6- bis 8-wöchige Pause, danach wieder 3 Monate Einnahme.

Verbesserung des Hormonstoffwechsels

- Nr. 6 (Kalium sulfuricum) D6 – hilft, Altlasten über die Leber auszuscheiden.
- Nr. 8 (Natrium chloratum) D6 – regt den Hormonstoffwechsel an.
- Nr. 9 (Natrium phosphoricum) D6 – regt die Nierentätigkeit an und hilft, überschüssige Säuren auszuscheiden.
- Nr. 10 (Natrium sulfuricum) D6 – regt den gesamten Stoffwechsel an, Abfallstoffe zu entschlacken, und

verbessert die Ausscheidung über die Leber und den Darm.

Dosierung: Von jedem Salz über den Tag verteilt 2 Tabletten einnehmen – also 8 Tabletten pro Tag. Einnahme vor den Mahlzeiten, die Tabletten im Mund zergehen lassen.
Dauer: Nach 6 Wochen eine Woche Pause, dann wieder 6 Wochen/eine Woche Pause und so fort. Insgesamt dauert diese Kur ein knappes Jahr.

Blasenschwäche

- Nr. 1 (Calcium fluoratum) D12 – kräftigt die Bänder.
- Nr. 11 (Silicea) D12 – festigt das Bindegewebe.

Dosierung: Morgens und abends 2 Tabletten vom Salz Nr. 1 und mittags 2 Tabletten vom Salz Nr. 11. Tabletten im Mund zergehen lassen.
Dauer: 3 Monate Einnahme, 4 Wochen Pause – danach wieder eine dreimonatige Kur.

Schüßler-Salze können und sollen die Wechseljahre nicht verhindern, aber mit der Kur zur Verbesserung des Hormonstoffwechsels überstehen Sie diese Zeit besser.

Ein weiteres häufiges Problem für Frauen ist die beginnende Blasenschwäche –

vor allem, wenn sie mehrere Kinder geboren haben. Auch hier helfen Schüßler-Salze, wenn sie kurmäßig eingenommen werden. In Verbindung mit täglichem Beckenbodentraining hilft diese Kur auch bei Stuhlinkontinenz.

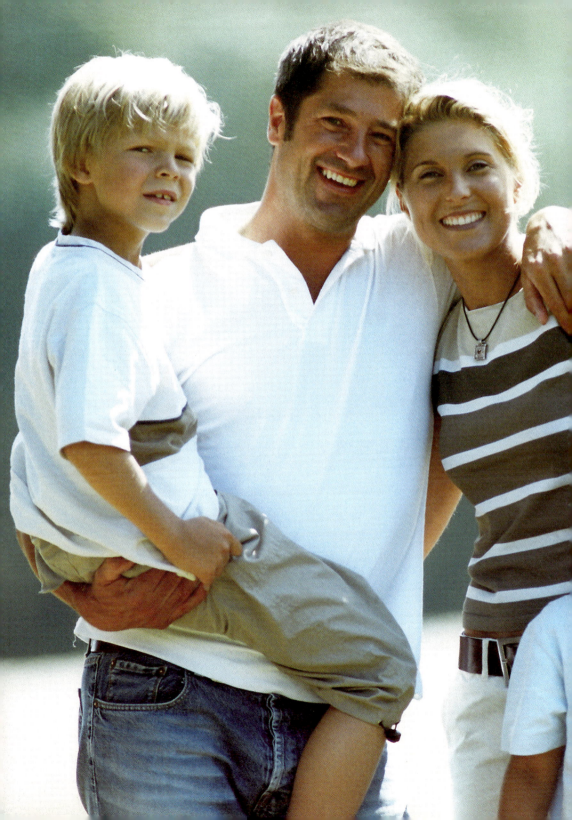

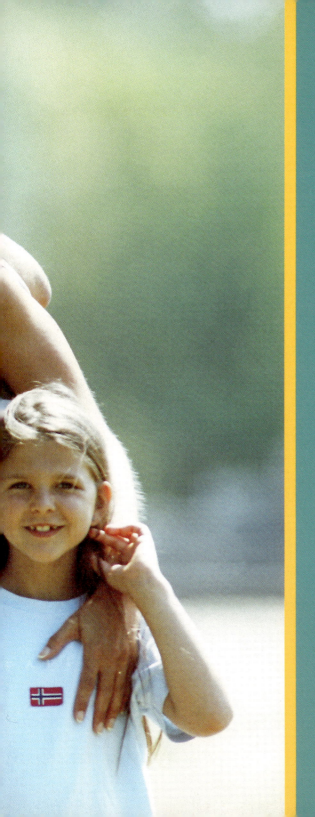

Welches Salz bei welcher Krankheit?

Auf den folgenden Seiten erfahren Sie auf einen Blick, welches Schüßler-Salz Sie bei den wichtigsten Krankheiten einsetzen können. Einen ersten Hinweis geben Ihnen die „Wegweiser" zum Zungenbelag zu den Ausscheidungen und zum Gesicht.

Welches Salz bei welcher Krankheit?

Wegweiser zum richtigen Salz

Mit dem folgenden Fahrplan finden Sie im Krankheitsfall ganz einfach das passende Salz.

Wenn Sie durch den Test auf Seite 90 Ihren Typ ermittelt haben, dann wissen Sie, welcher Zustand Ihrer Haut, Ihrer Zunge, Ihres Gemütes für Sie normal ist, wenn sie gesund sind. Sobald Sie krank werden, ändern oder verstärken sich diese Anzeichen: der Zungenbelag ist anders oder stärker, die Hautfarbe verändert sich oder Sie haben plötzlich Schatten um die Augen. Und welches Salz brauchen Sie jetzt? Ganz einfach – beantworten Sie Schritt für Schritt die folgenden Fragen:

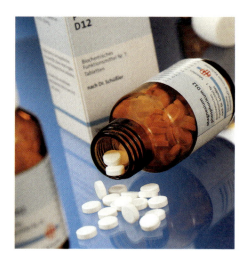

GUT ZU WISSEN

Fahrplan

❶ Wegweiser Zunge (siehe Seite 126) – welchen Belag hat Ihre Zunge? Notieren Sie sich das Salz, das dem Belag Ihrer Zunge entspricht.

❷ Wegweiser Ausscheidungen (siehe Seite 126) – wie sehen Ihre Ausscheidungen aus? Notieren Sie sich das Salz, das zu Ihren Ausscheidungen passt.

❸ Wegweiser Gesicht (siehe Seite 127) – haben Sie plötzlich glühend rote Wangen oder dunkle Schatten um die Augen? Notieren Sie das Salz, auf das diese Veränderung zutrifft.

❹ Welches Salz bei welcher Krankheit (ab Seite 128)? Schlagen Sie in der Liste nach, welche Salze für Ihr aktuelles Problem in Frage kommen und notieren Sie sich die Salze.

❺ Welcher Typ sind Sie (siehe Test Seite 90)? Welches Mittel oder welche Mittel kommt für Ihren Typ in Frage?

Auswertung

Vergleichen Sie die Antworten der Fragen ❶ bis ❺. Welches Salz kommt am häufigsten vor?

1. Möglichkeit: Wenn Ihr Gesundheitsproblem sich gut zur Selbstbehandlung eignet und Sie alle Fragen sorgfältig beantwortet haben, dann sind Sie jetzt mindestens 4-mal auf dasselbe Schüßler-Salz gekommen und können es nun in der vorgeschriebenen Regelpotenz D6 oder D12 einnehmen. Die richtige Dosierung finden Sie im Kapitel „Die Welt der Schüßler-Salze" bei der Beschreibung des betreffenden Salzes.

2. Möglichkeit: Sie kommen nach Beantwortung der Fragen auf zwei, drei oder gar vier verschiedene Salze. Das ist insbesondere dann der Fall, wenn Sie eine chronische Erkrankung haben oder wenn Sie ein Mischtyp sind.

In diesem Fall empfehle ich Ihnen, wie folgt vorzugehen: Überprüfen Sie Ihre Zunge, Ihre Ausscheidungen und Ihre Gesichtsfarbe noch einmal ganz genau. Wenn Sie dennoch mehrere Salze für sich finden, dann benötigen Sie tatsächlich mehr als ein Salz. Sollten Ihre Beschwerden trotz der Einnahme anhalten, sollten Sie einen erfahrenen Therapeuten aufsuchen.

3. Möglichkeit: Sie sind sich unsicher, welche Farbe nun Ihr Zungenbelag oder Ihre Ausscheidungen hat und auch die Beurteilung der Gesichtshaut macht Ihnen Schwierigkeiten. Auch in diesem Fall empfehle ich, einen Therapeuten aufzusuchen, der sich mit Schüßler-Salzen auskennt.

Beispiel für das Vorgehen

Sie wachen morgens auf und Ihre Nase läuft wie Wasser, Ihre Zunge wirkt recht sauber, aber am Zungenrand sind Schleimstraßen, die viele kleine Bläschen enthalten. Wenn Sie nun unter Fließschnupfen nachschlagen, so finden Sie dort die Salze Nr. 8, Nr. 3, Nr. 6, Nr. 10 und Nr. 11, die in Frage kommen. Auf das Salz Nr. 8, Natrium chloratum, trifft das „läuft wie Wasser" zu, und auch die Schleimstraßen sind für dieses Salz typisch. Wenn Sie ein Chlorid-Typ sind, passt das Salz perfekt zu ihrem Typ. Aber auch, wenn Sie ein anderer Typ sind, beispielsweise ein Sulfat-Typ, ist Nr. 8 in diesem Akutfall genau das Richtige für Sie und Sie sollten der Versuchung widerstehen, jetzt zu einem Sulfat zu greifen. Möglicherweise ist es gerade Frühling und Sie haben Ihren ersten Heuschnupfenanfall. Da ist die Nr. 8 das Schüßler-Salz der Wahl.

Welches Salz bei welcher Krankheit?

GUT ZU WISSEN

❶ Wegweiser Zunge

Die Beschaffenheit der Zunge zeigt Ihnen, welches Schüßler-Salz Sie benötigen:

- hart und rissig: Nr. 1 (Calcium fluoratum)
- dickweiß und pelzig mit süßlichem Geschmack: Nr. 2 (Calcium phosphoricum)
- sauber, ohne Belag: Nr. 3 (Ferrum phosphoricum), Nr. 7 (Magnesium phosphoricum)
- weißgrauer, nichtschleimiger Belag: Nr. 4 (Kalium chloratum)
- senffarben, fauliger Geschmack: Nr. 5 (Kalium phosphoricum)
- gelb bis gelbbraun, schleimig: Nr. 6 (Kalium sulfuricum)
- rein, glasig, mit Schleimstraßen und Wasserbläschen: Nr. 8 (Natrium chloratum)
- feucht, goldgelb: Nr. 9 (Natrium phosphoricum)
- schmutzig, bräunlich-grünlich, bitterer Geschmack: Nr. 10 (Natrium sulfuricum)
- trocken, eventuell seifiger Geschmack: Nr. 11 (Silicea)
- am Zungengrund lehmartig und sandiges Gefühl im Mund: Nr. 12 (Calcium sulfuricum)

❷ Wegweiser Ausscheidungen

Die körperlichen Ausscheidungen sind, ähnlich wie der Zungenbelag, ein zuverlässiger Wegweiser zum passenden Schüßler-Salz:

- nässend, zu Krustenbildung neigend: Nr. 1 (Calcium fluoratum)
- nässend, wie rohes Eiweiß: Nr. 2 (Calcium phosphoricum)
- Nasenbluten, sonst keine Absonderungen: Nr. 3 (Ferrum phosphoricum)
- nässend, weißgrau, fadenziehend: Nr. 4 (Kalium chloratum)
- schmierig, stinkend, ätzend, blutig: Nr. 5 (Kalium phosphoricum)
- gelb-schleimig (Nasensekret, Bronchialauswurf): Nr. 6 (Kalium sulfuricum)
- wie Wasser, oder völlig ausgetrocknete Schleimhäute: Nr. 8 (Natrium chloratum)
- rahmartig, honiggelbe Krusten: Nr. 9 (Natrium phosphoricum)
- nässend, gelb-grün, grün-eitrig: Nr. 10 (Natrium sulfuricum)
- nässend, eitrig, gelbe Eiterkrusten: Nr. 11 (Silicea)
- nässend, blutig-eitrig: Nr. 12 (Calcium sulfuricum)

Wegweiser zum richtigen Salz ▶

3 Wegweiser Gesicht

Plötzliche Farbveränderungen auf den Wangen, auf der Nase oder um die Augen zeigen, welches Schüßler-Salz Sie gerade benötigen:
- bräunlich-schwärzlicher Schatten um die Augen: Nr. 1 (Calcium fluoratum)
- bleiches Gesicht, wachsartig: Nr. 2 (Calcium phosphoricum)
- blau-schwärzlicher Schatten an der Nasenwurzel bei sehr blassem Gesicht oder in Verbindung mit heißen roten Wangen und Ohren: Nr. 3 (Ferrum phosphoricum)
- rot-bläulicher Rand um die Lider, Augen wirken entzündet: Nr. 4 (Kalium chloratum)
- Gesicht wirkt aschgrau und ungewaschen: Nr. 5 (Kalium phosphoricum)
- Gesichtshaut hat eine gelb-braune Färbung: Nr. 6 (Kalium sulfuricum). Beachten Sie: Diese Veränderung tritt eher allmählich auf, denn die Nr. 6 ist vor allem ein chronisches Mittel.
- Schamröte, meist kreisrunde hochrote, aber kühle Flecken auf den Wangen: Nr. 7 (Magnesium phosphoricum)
- Gesicht wirkt aufgeschwemmt und sehr blass: Nr. 8 (Natrium chloratum)
- dunkelrote Verfärbung über Wangen und Nasenrücken – sieht aus wie ein Schmetterling (die so genannte Säure-

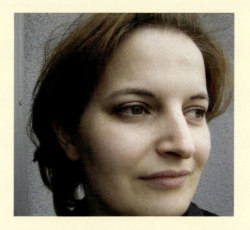

▲ Wenn plötzlich bräunlich-schwärzliche Augenschatten auftreten, ist dies ein Hinweis auf Calcium fluoratum.

maske, siehe Seite 69): Nr. 9 (Natrium phosphoricum)
- verquollene Augenlider, vor allem am Morgen, eventuell mit rot-bläulicher Verfärbung der Nase: Nr. 10 (Natrium sulfuricum)
- Haut wirkt durchscheinender als sonst und weist einen glasigen Glanz auf: Nr. 11 (Silicea). Auch hier gilt wie bei Nr. 6: Diese Veränderung entwickelt sich langsam, da Silicea ein überwiegend chronisches Mittel ist.

Welches Salz bei welcher Krankheit?

Abmagerung
trotz guter Ernährung	Nr. 8 D6
trotz Heißhunger	Nr. 12 D6, Nr. 2 D6

Abszess
1. Stadium	Nr. 3 D12 im Wechsel mit Nr. 4 D6
2. Stadium	Nr. 4 D6, Nr. 11 D12
später, bei vorhandener Abflussmöglichkeit für den Eiter	Nr. 12 D6
wenn der Eiterungsprozess sich auszudehnen droht	Nr. 5 D6, Nr. 9 D6

Abstillen
Nr. 10 D6

Abwehrkräfte, Stärkung
siehe Kur Seite 116

Aftereinrisse (Schrunden, Rhagaden)
	Nr. 1 D12 im Wechsel mit Nr. 8 D6 und Nr. 11 D12
äußerlich	Nr. 1-Salbe oder Nr. 11-Salbe

Afterjucken
	Nr. 1 D12, evtl. im Wechsel mit Nr. 3 D12
äußerlich	Nr. 7-Salbe

Akne, Mitesser
rote, entzündete Unreinheiten, fettige Haut (Phosphat-Typ)	Nr. 9 D6
eitrige Unreinheiten, trockene Haut (Silicea-Typ)	Nr. 11 D12
bei trockener, schuppiger Haut, gelbbraunem Teint (Sulfat-Typ)	Nr. 6 D6

Akne, Mitesser (Fortsetzung)
gerötet, entzündet, auf gelbbraun-grünlichem Teint (Sulfat-Typ)	Nr. 10 D6
äußerlich (nicht bei fettiger Haut)	Nr. 9-Salbe

Alterungsprozess, vorzeitiger
Nr. 11 D12, Nr. 1 D12

Analekzem
Nr. 6 D6, Nr. 7 D6, Nr. 8 D6
im täglichen Wechsel 3-mal täglich

Analfissuren
Nr. 8-Salbe

Angina
Halsentzündung	Nr. 3 D12
Heiserkeit	Nr. 4 D6
ständiger Drang, sich zu räuspern	Nr. 8 D6
eitrige Angina	Nr. 11 D12, Nr. 12 D6

Angstzustände
Nr. 5 D6
mit Blutandrang zum Kopf	Nr. 3 D12
mit Aufregung, Zittern; Herzklopfen	Nr. 7 D6

Aphthen
Nr. 3 D12
weißer oder weißgrauer Belag der Schleimhäute	Nr. 4 D6
Beläge mit hellrotem Rand	Nr. 5 D6
Bläschen in den Mundwinkeln, Zunge nicht belegt	Nr. 8 D6

128

Wegweiser zum richtigen Salz ▶

Appetitlosigkeit

bei seelisch-nervösen Störungen	Nr. 5 D12
bei allgemeiner Schwäche, Blut-, armut, mangelnder Magensaftbildung, Übelkeit, Erbrechen	Nr. 2 D6, evtl. im Wechsel mit Nr. 8 D6
bei übersäuertem Magen, Sodbrennen, Magenschmerzen nach dem Essen	Nr. 9 D6
bei Leberbeteiligung, weißgrauer Zunge, Heißhunger	Nr. 4 D6
bei mangelnder Magensaftbildung	Nr. 8 D6

Arterienverkalkung (Arteriosklerose)

wichtigstes Mittel, in Verbindung mit Ernährungsumstellung	Nr. 1 D12
verhindert progressiven Verlauf	Nr. 11 D12
bei Angstzuständen, Herzbeklemmung, depressiven Phasen	Nr. 5 D12

Arthritis siehe Gelenkentzündung

Arthrose

im täglichen Wechsel über längere Zeit	Nr. 1 D12, Nr. 2 D6, Nr. 8 D6
als Zwischenmittel	Nr. 7 D6, Nr. 11 D12

Asthma bronchiale

	Nr. 7 D6, Nr. 4 D6, Nr. 6 D6 je nach Typ und Zungenbelag im Anfall

Aufstoßen

bei saurem Aufstoßen, besonders nach Fettgenuss	Nr. 9 D6
bei bitterem Aufstoßen	Nr. 10 D6, im Wechsel mit Nr. 3 D6
bei nicht erleichterndem Luftaufstoßen und quälenden Leibschmerzen	Nr. 7 D6
bei saurem Aufstoßen und Brennen in der Speiseröhre	Nr. 2 D6
Wasser schießt nach dem Aufstoßen im Munde zusammen	Nr. 8 D6

Augenerkrankung

Lidrand gerötet, empfindlich	Nr. 3 D12
Lidrandentzündung	Nr. 4 D6
Lider morgens verklebt	Nr. 9 D6 im Wechsel mit Nr. 6 D6
gelbe Eiterkrusten	Nr. 11 D12 im Wechsel mit Nr. 6 D6
Gerstenkorn (Hordoleum) anschließend	Nr. 3 D12 Nr. 11 D12 im Wechsel mit Nr. 1 D12
Hagelkorn (Chalazion)	Nr. 11 D12, Nr. 3 D12
Bindehautentzündung · akut · verschleppt · chronisch	Nr. 3 D12 Nr. 4 D6 Nr. 6 D6
Tränenfluss · brennend, Brennen der Lidränder · im Freien auftretend	Nr. 8 D6 Nr. 10 D6 im Wechsel mit Nr. 9 D6 Nr. 11 D12
trockene Augen mit Sandgefühl	Nr. 8 D6, Nr. 8-Salbe
grüner Star	Nr. 8 D6
grauer Star	Nr. 1 D6 im Wechsel mit Nr. 11 D12

129

Welches Salz bei welcher Krankheit?

B

Bänderschwäche	Nr. 1 D12 im Wechsel mit Nr. 2 D6

Bandscheibenbeschwerden/-schaden

akut und chronisch	Nr. 7 D6 zusammen mit Nr. 5 D6 oder D12
äußerlich Salbe	Nr. 5 und 7 zusammenmischen lassen
zur Stabilisierung	Nr. 1 D12 im Wechsel mit Nr. 11 D12

Basedow-Krankheit

als begleitende Therapie	Nr. 5 D12
Hals wie abgeschnürt	Nr. 7 D6

Bauchschmerzen

mit Krämpfen	Nr. 7 D6
Phosphat-Typ, Silicea-Typ	Nr. 9 D6
Sulfat-Typ	Nr. 10 D6

Bauchspeicheldrüsen-Erkrankungen

Hauptmittel bei Enzymschwäche und bei Diabetes	Nr. 8 D6
schlechte Fettverdauung, Fehlernährung	Nr. 10 D6
bei Entzündungen je nach Stadium, erkennbar am Zungenbelag	Nr. 3 D12, Nr. 4 D6, Nr. 6 D6

Bettnässen

bei nervöser Schwäche oder Lähmung der Blasenmuskulatur, auch bei Kindern	Nr. 5 D12, Nr. 3 D12, Nr. 7 D12
bei älteren Menschen	Nr. 2 D6 im Wechsel mit Nr. 1 D12

Bindegewebsschwäche	Nr. 1 D12 im Wechsel mit Nr. 11 D12

Bindehaut-Entzündung	siehe Augenerkrankungen

Blähungen	Nr. 10 D6 im Wechsel mit Nr. 1 D12
bei Blähungskoliken als „Heiße Sieben"	Nr. 7 D6
leberbedingt	Nr. 10 D6 im Wechsel mit Nr. 6 D6
Blähungen rechter Oberbauch	Nr. 10 D6
Blähungen riechen nach faulen Eiern	Nr. 10 D6
nach zu hastigem Essen	Nr. 8 D6 und Nr. 4 D6

Bläschen an Lippen und Mund	siehe Herpes

Blasenkatarrh (Zystitis)

1. Entzündungsstad. mit Schmerzen, Fieber und Harndrang	Nr. 3 D12
2. Entzündungsstad., meist chronisch; der Harn enthält dicken, hellen Schleim, ist dunkel gefärbt, trübe	Nr. 4 D6 im Wechsel mit Nr. 11 D12
bei Harnverhaltung	Nr. 10 D6
Krampf der Blasenmuskulatur	Nr. 7 D6
Brennen beim Wasserlassen	Nr. 3 D12 im Wechsel mit Nr. 8 D6
Blasen- und Harngrieß, Urin trübe, rotbraun, mit oder ohne Blasenentzündung	Nr. 9 D6

Wegweiser zum richtigen Salz ▶

B

Blasenschwäche

Zur Kräftigung der Bänder und Muskeln	Nr. 1 D12, Nr. 11 D12
durch Fehlernährung	
· Sulfat-Typ	Nr. 10 D6
· Phosphat-Typ	Nr. 9 D6
nervös bedingt	Nr. 5 D6

Blasensteine

	Nr. 9 D6 im Wechsel mit Nr. 11 D12
bei Steinkoliken (als „Heiße Sieben")	Nr. 7 D6

Blinddarmreizung

	Nr. 3 D12 im Wechsel mit Nr. 4 D6

Blutarmut

siehe Eisenmangelanämie

Blutdruck

erhöhter (Hypertonie), mit vorhandener Gefäßverkalkung (Arteriosklerose)	Nr. 1 D12
zur Unterstützung des Herzens	Nr. 5 D12
wechseljahresbedingt erhöhter	Nr. 8 D6 oder Nr. 10 D6
zu niedriger (Hypotonie)	Nr. 3 D12

Bluterguss

im Anfangsstadium	Nr. 3 D12
nach einigen Tagen, wenn erforderlich	Nr. 4 D6
äußerlich	Nr. 3-Salbe

Brechdurchfall

	Nr. 3 D12, Nr. 10 D6

Bronchitis

wichtigstes Entzündungsmittel	Nr. 3 D12
nach obigem Mittel, wenn Schweiß auftritt, bei schwer abzuhustendem Schleim	Nr. 4 D6
gelber bis bräunlicher Schleim	Nr. 6 D6
bei heftigem, krampfartigem Husten	Nr. 7 D6
stinkendes, eitriges Sekret	Nr. 11 D12
trockener Husten, Reizhusten, kein Zungenbelag	Nr. 7 D6, Nr. 8 D6

Bruch (Nabelbruch, Leistenbruch)

für die Elastizität des Gewebes	Nr. 1 D6, Nr. 11 D12
für die Durchblutung	Nr. 3 D12

Brustdrüsenentzündung stillender Mütter

bei ersten Anzeichen von Entzündung und Schwellung	Nr. 3 D12 im Wechsel mit Nr. 9 D6
äußerlich	Nr. 9-Salbe
bei eintretender Eiterung	Nr. 11 D12
zur Erweichung der harten Umgebung des Eiterherdes	Nr. 1 D12
äußerlich	Nr. 9-Salbe

Cellulitis

	Nr. 1 D12 in Verbindung mit Nr. 11 D12
zur Ausleitung der Schadstoffe aus dem Bindegewebe	Nr. 10 D6

Darmkrämpfe

	Nr. 7 D6

Welches Salz bei welcher Krankheit?

Depressive Zustände (Gedächtnisschwäche, Zaghaftigkeit, Niedergeschlagenheit, Ängstlichkeit, Weinerlichkeit, allgemeine seelische Erschöpfung) Nr. 5 D6

Diabetes mellitus (unterstützende Behandlung)

Altersdiabetes	Nr. 8 D6, Nr. 10 D6
magere Personen	Nr. 9 D6, Nr. 2 D3/D6

Durchblutungsstörungen

mit pelzigem Gefühl	Nr. 2 D6
bei zu niederem Blutdruck	Nr. 3 D3

Durchfall

bei hellen, schleimig-blutigen, auch lehmigen Stühlen	Nr. 3 D12 im Wechsel mit Nr. 4 D6
bei erfolglosem Stuhldrang mit Kolikschmerzen, Brennen im Darm, faulig riechendem Durchfall	Nr. 5 D6
bei Wasserstühlen und kolikartigen Leibschmerzen, die durch Wärme und Zusammenkrümmen gebessert werden	Nr. 7 D6
bei wundmachendem, wässrig-schleimigem, unhaltbarem Durchfall, evtl. mit Verstopfung wechselnd	Nr. 8 D6
bei sauer riechenden Stühlen, besonders der Kleinkinder mit gelbem Zungenbelag	Nr. 9 D6
bei chronischem, grünlich-wässrigem Durchfall, der morgens aus dem Bett treibt und sich bei feuchtem Wetter verschlimmert	Nr. 10 D6

Durchfall (Fortsetzung)

bei Schwäche des Darms, psychischer Erregung, Nervosität oder Aufregung bei einer Reise	Nr. 5 D6
dünner, dunkler, stinkender Stuhl	Nr. 6 D6
chronisch, stinkend, wässrig	Nr. 2 D6
bei eitrigen Formen	Nr. 11 D12

Eierstockentzündung

	zunächst Nr. 3 D12, dann Nr. 4 D6
bei Schmerzen	Nr. 7 D6

Eisenmangelanämie siehe auch Seite 41

Hauptmittel	Nr. 3 D12
In chronischen Fällen	Nr. 3 D3 und D6 im Wechsel

Eiterungen

Eiterungen aller Art akut alle 5 Min., chronisch stündlich	Nr. 11 D12
nach Durchbruch	Nr. 11 D12
bei harten, kallösen Rändern, gelbem Eiter	Nr. 1 D6
Eiterungen, die bereits abfließen; akut	Nr. 12 D12 Nr. 12 D6
Eiterpusteln	Nr. 6 D6
bei allen Eiterungen je nach Konstitution zusätzlich	Nr. 9 D6

Eiweiß im Harn Nr. 2 D6

Ekzeme, Hautjucken

bei trockenen Hautausschlägen	Nr. 2 D6 im Wechsel mit Nr. 8 D6
äußerlich	Nr. 8-Salbe, Nr. 3-Salbe

Wegweiser zum richtigen Salz ▶

Ekzeme, Hautjucken (Fortsetzung)

bei nässenden Hautausschlägen an Händen u. Füßen	Nr. 4 D6 und Nr. 11-Salbe
Risse, Schrunden, Borkenbildung, trockene Haut	Nr. 1 D12, Nr. 1-Salbe
gegen begleitenden Juckreiz	Nr. 7 D6
subakute Formen	Nr. 4 D6

Energiemangel, Antriebslosigkeit

	Nr. 3 D12, Nr. 8 D6
„Biochemische Energieschaukel"	
· morgens	Nr. 2 D6
· mittags	Nr. 5 D6
· abends	Nr. 7 D6, jeweils 10 Tabletten in heißem Wasser

Entgiftung, Entsäuerung, Entschlackung

siehe Kur Seite 114

Entzündung

siehe auch Seite 106

1. Entzündungsstad.	Nr. 3 D12
2. Entzündungsstad.	Nr. 4 D6
3. Entzündungsstad.	Nr. 6 D6
in Verbindung mit Fieber über 39 °C	Nr. 5 D6
bei Silicea-Typen	Nr. 11 D6

Epilepsie

zur unterstützenden Behandlung	Nr. 4 D6
bei starker Krampfneigung	Nr. 7 D6
bei drohendem Anfall	Nr. 3 D6
bei großer Hinfälligkeit als unterstützendes Mittel	Nr. 2 D6

Erbrechen

bei saurem Erbrechen von Speisen, auch in der Schwangerschaft	Nr. 3 D12, Nr. 9 D6
bei galligem Erbrechen	Nr. 10 D6
bei wässrig-schleimigem Erbrechen	Nr. 8 D6
bei saurem Erbrechen von Flüssigkeit	Nr. 9 D6
bei krampfartigem Erbrechen, auch bei Seekrankheit und in der Schwangerschaft	Nr. 7 D12
bei Erbrechen nach kalten Getränken und Eis (Kinder), wichtiges Mittel bei Schwangerschaftserbrechen	Nr. 2 D6
bei Migräne	Nr. 9 D6 im Wechsel mit Nr. 10 D6

Erschöpfungszustände, Burnout

	Nr. 5 D6
bei innerer Unruhe, Abgespanntheit, Depressionen	Nr. 7 D6, Nr. 3 D12, Nr. 2 D6, Nr. 21 D6

Fersensporn
(Langzeitbehandlung)

Nr. 1 D12 im Wechsel mit Nr. 2 D6 und Nr. 11 D12

Fieber

akutes Fieber unter 39°	Nr. 3 D12
akutes Fieber über 39°	Nr. 5 D6
mit grauweißem, trockenem oder schleimigem Belag der Zunge	Nr. 4 D6 im Wechsel mit Nr. 8 D6
Fieber beim Zahnen	Nr. 3 D12 im Wechsel mit Nr. 11 D12

133

Welches Salz bei welcher Krankheit?

Fingergelenke

aufgetrieben, mit Schmerzen	Nr. 8 D6
bei Phosphat-Typen	Nr. 9 D6
juckende	Nr. 11 D12

Fingernägel, brüchige Nr. 11 D12

Fisteln, eiternde Nr. 1-Salbe

Fließschnupfen

läuft wie Wasser, klare Flüssigkeit	Nr. 8 D6
mit heißer Stirn und Fieber, vor dem Ausbruch des Fließschnupfens	Nr. 3 D12
zum Abschwellen der Nasenschleimhaut	Nr. 10 D6
gelbschleimige Absonderung	Nr. 6 D6
Nasenausgangsekzem	Nr. 11 D12

Frostbeulen

	Nr. 5 D6 im Wechsel mit Nr. 10 D6
zur Vorbeugung gegen eine Eiterung	Nr. 11 D12
äußerlich, zu Verbänden dick auftragen	Nr. 10-Salbe

Furunkel

beschleunigt die Eiterung, die Öffnung der Furunkel und die Neubildung des Gewebes	Nr. 11 D6, Nr. 11-Salbe
bei langwieriger Heilung, auch nach Eröffnung des Eiterherdes	Nr. 2 D6
wenn der Entzündungsherd sich nicht erweicht, bei harten Wundrändern	Nr. 1 D12

Furunkel (Fortsetzung)

bei übel riechendem Eiter und bei Bildung mehrerer Furunkel (Karbunkel)	Nr. 5 D6
äußerlich	Nr. 9-Salbe
im Stadium der Eiterbildung	Nr. 11-Salbe

Füße

eiskalt am Tage, Brennen in der Nacht	Nr. 8 D6 im Wechsel mit Nr. 11 D12
morgens geschwollen	Nr. 10 D6
Zucken während des Schlafes	Nr. 5 D6 im Wechsel mit Nr. 7 D6
Fußschweiß	Nr. 11 D6/D12
Platt-, Senk-, Spreizfüße	Nr. 1 D12
Schwielen, entzündliche	Nr. 11-Salbe

Gallenblasenentzündung

akut entzündlich	Nr. 10 D6 im Wechsel mit Nr. 3 D12
bei ansteigendem Fieber	Nr. 5 D6
subakutes Stadium	Nr. 4 D6 im Wechsel mit Nr. 10 D6
chronisches Stadium	Nr. 5 D6 im Wechsel mit Nr. 10 D6

Gallensteine

krampfartige Schmerzen im rechten Oberbauch	Nr. 7 D3
im anfallsfreien Intervall (monatelang)	Nr. 6 D6 im Wechsel mit Nr. 10 D6

Wegweiser zum richtigen Salz ▶

Gallenwegs-entzündung — Nr. 3 D12, Nr. 10 D6

Gastritis

im akuten Stadium mit Schmerzen nach dem Essen, besonders bei gleichzeit. Fieber	Nr. 3 D12 im Wechsel mit Nr. 4 D6
bei Wasserzusammenlaufen im Munde, Erbrechen	Nr. 8 D6
bei krampfartigen Schmerzen, die zum Zusammenkrümmen führen, bei Übelkeit, Erbrechen, auch Durchfall	Nr. 7 D6
bei Übersäuerung, saurem Aufstoßen, Erbrechen und Sodbrennen, Widerwillen gegen Fett	Nr. 9 D6
bei chronischem Magenkatarrh mit Schmerzen und Schweregefühl in der Lebergegend	Nr. 6 D6
als Zwischenmittel, besonders wenn nach der kleinsten Menge Speise oder kalten Getränken Schmerzen auftreten, sowie bei Gasanhäufung im Magen	Nr. 2 D6
Begleitgastritis bei Gallenleiden	Nr. 10 D6
stressbedingte	Nr. 5 D6

Gedächtnisschwäche — Nr. 5 D6

als Folge von Arterienverkalkung	Nr. 1 D12 im Wechsel mit Nr. 5 D6 und Nr. 11 D12

Gehirnerschütterung

zur unterstützenden Behandlung bzw. zur Nachbehandlung bei Fieber, besonders bei Empfindungslosigkeit	Nr. 3 D12 im Wechsel mit Nr. 5 D6
bei zurückbleibender intellektueller Minderleistung	Nr. 10 D6
bei zurückbleibenden Sehstörungen	Nr. 7 D6 im Wechsel mit Nr. 2 D6
veraltete Fälle	Nr. 10 D6

Gelbsucht — Nr. 10 D6

bei Ärgersymptomatik	Nr. 4 D6

Gelenkentzündung

zur Unterstützung der ärztlichen Behandlung	Nr. 3 D12 und Nr. 3-Salbe im Wechsel mit Nr. 4 D6 Nr. 4-Salbe
zum Aufbau und Regeneration des Knorpels	Nr. 8 D6, Nr. 11 D6 und Nr. 2 D6
knackende Gelenke	Nr. 8 D6
bei erhöhten Harnsäurewerten, Gicht	Nr. 9 D6

Gelenkrheuma

akute Entzündungen	Nr. 3 D12
subakut, mit entzündlicher Schwellung	Nr. 4 D6
Gelenkwassersucht	Nr. 2 D6 im Wechsel mit Nr. 10 D6
bei Beherdung	Nr. 6 D6 und Typenmittel
zur Anregung der Ausscheidung	Nr. 10 D6
chronisch	Nr. 1 D12 im Wechsel mit Nr. 11 D12
in Verbindung mit erhöhten Harnsäurewerten, Gicht	Nr. 9 D6

135

Welches Salz bei welcher Krankheit?

Gerstenkorn	Nr. 11 D12 im Wechsel mit Nr. 1 D12; Nr. 3 D12, Nr. 9 D6

Gesichtsneuralgie (Trigeminusneuralgie)	Nr. 7 D6, Nr. 5 D6

Gesichtszucken (Tic)	Nr. 9 D6

Gicht	
während des Gichtanfalls mit Fieber	Nr. 3 D12 im Wechsel mit Nr. 4 D6
bei Gichtanfällen ohne Fieber	Nr. 9 D6 im Wechsel mit Nr. 11 D12
bei chronischen Fällen, auch bei Wetterfühligkeit	Nr. 2 D6
bei Gichtknoten	Nr. 9 D12 im Wechsel mit Nr. 1 D12

Gliederschmerzen	
schlimmer nachts, in Ruhe, oft mit Kribbeln	Nr. 2 D6
im Anfang der Bewegung	Nr. 5 D6 im Wechsel mit Nr. 8 D6
verschlimmert durch Bewegung, infektbedingt	Nr. 3 D12
gebessert durch Bewegung	Nr. 5 D6
mit Steifheit	Nr. 1 D12

Globusgefühl im Hals	Nr. 7 D6

Grippaler Infekt	
im ersten Stadium	Nr. 3 D12
für die weitere Behandlung´	Nr. 5 D6
wenn der Infekt den Höhepunkt überschritten hat	Nr. 4 D6

Gürtelrose, Herpes zoster	
anfangs	Nr. 7 D6 im Wechsel mit Nr. 8 D6
danach	Nr. 5 D12

Haarausfall	Nr. 8 D6 im Wechsel mit Nr. 11 D12
bei kreisrundem Haarausfall	Nr. 5 D12 im Wechsel mit Nr. 3 D12
mit Jucken und Überempfindlichkeit der Kopfhaut	Nr. 11 D12 im Wechsel mit Nr. 2 D6 und Nr. 6 D6
nach geistigen Anstrengungen	Nr. 5 D6 im Wechsel mit Nr. 11 D12

Hämorrhoiden	Nr. 1 D12 im Wechsel mit Nr. 6 D6, dazu Nr. 1-Salbe
bei entzündeten Knoten	Nr. 3 D12, dazu Nr. 3-Salbe
bei schmerzenden, nichtentzündlichen Knoten, bei Afterschließmuskelkrampf	Nr. 7 D6
bei starkem Brennen und Jucken	Nr. 5 D6
bei nachlassenden Beschwerden	Nr. 4 D6
Hauptmittel im Intervall	Nr. 1 D12
brennende Schmerzen	Nr. 9 D6
blutende Hämorrhoiden mit hellem Blut	Nr. 3 D12 im Wechsel mit Nr. 1 D12

Halsentzündung	
bei den ersten Anzeichen	Nr. 3 D12
bei stärkerer Beteiligung der Rachenmandeln	Nr. 5 D6
bei chronischen Zuständen	Nr. 5 D6 im Wechsel mit Nr. 2 D6

Wegweiser zum richtigen Salz ▶

Haltungsschäden	Nr. 1 D12, Nr. 2 D6, Nr. 11 D12
Harnabgang, unfreiwilliger	Nr. 8 D6, Nr. 7 D6

Harnverhaltung

Hauptmittel	Nr. 10 D6, dazu
· bei nervlicher Ursache	Nr. 5 D6
· bei entzündlicher Ursache	Nr. 3 D12
· bei Krämpfen des Blasenschließmuskels	Nr. 7 D6

Haut

dünn, faltig	Nr. 11 Salbe
· dazu schlaff, welk	Nr. 11-Salbe im Wechsel mit Nr. 1-Salbe
hart, rissig, platzt auf	Nr. 1-Salbe
rissig, empfindlich, trocken	Nr. 8-Salbe
empfindlich, rau	Nr. 11 D12
fettig, unrein, große Poren	Nr. 9 D6
· äußerlich	Nr. 9-Salbe
übermäßige Hornhaut und Schwielen an Händen und Füßen	Nr. 1-Salbe
bei trockener Haut	
· Chlorid-Typ	Nr. 8 D6, auch als Salbe
· Sulfat-Typ	Nr. 6 D6
bei trockener und faltiger Haut	Nr. 11 D12, auch als Salbe
Pigmentflecken	Nr. 6 D6

Hautausschläge	siehe Ekzeme

Hautjucken

ohne definierte zugrunde liegende Erkrankung (Gelbsucht, Diabetes mellitus)	Nr. 7 D6

Hautjucken (Fortsetzung)

bei Altersjucken	Nr. 2 D12
bei trockener, rauer Haut	Nr. 1 D12
äußerlich	Nr. 7-Salbe

Hautschuppen und -krusten

weiß, weißgrau, kleieartige Schuppen	Nr. 4 D6
weißgelbe Krusten	Nr. 2 D6
gelbliche Schuppen	Nr. 10 D6
viele Oberhautschuppen, klebriger Grund	Nr. 6 D6
honiggelbe Krusten	Nr. 9 D6
gelbe Eiterkrusten	Nr. 11 D12
schmierige Schuppen oder Krusten	Nr. 5 D6

Hautschrunden	Nr. 1-Salbe

Heiserkeit

durch Erkältung	Nr. 3 D12 im Wechsel mit Nr. 4 D6
als Begleiterscheinung eines Kehlkopfkatarrhs	Nr. 4 D6 im Wechsel mit Nr. 6 D6
bei Überanstrengung der Stimme (Redner, Sänger u.a.) und bei Halsschmerzen	Nr. 3 D12
bei nervöser Erschöpfung	Nr. 5 D6

Herpes, Lippenbläschen	siehe auch unter Gürtelrose Nr. 8-Salbe Nr. 8 D6, Nr. 11 D12

137

Welches Salz bei welcher Krankheit?

Herzbeschwerden, nervöse
Nr. 5 D6

zur Beruhigung bei stärkeren Beschwerden — Nr. 7 D6

Herzerkrankung
Hauptmittel bei Herzerkrankungen, bei Herzbeschwerden auf nervöser Grundlage; auch begleitend zu Herzmedikamenten — Nr. 5 D3/D6

bei allgemeiner Schwäche, schwachem, langsamem Puls — Nr. 2 D6

verschlimmert bei körperlicher Anstrengung — Nr. 4 D6, Nr. 3 D12

verschlimmert in geschlossenen Räumen (Sauerstoffmangel) — Nr. 6 D6, Nr. 3 D12

bei Blutandrang zum Kopf — Nr. 7 D6 im Wechsel mit Nr. 3 D12

schneller, jagender Puls, Herzklopfen — Nr. 5 D12

Herzrhythmusstörungen
Nr. 7 D6

Bitte in Verbindung mit den vom Arzt verordneten Medikamenten!

Heuschupfen, Pollenallergien
Hauptmittel — Nr. 8 D6

als Zwischenmittel bei anfallsweisem Niesen und asthmatischen Zuständen — Nr. 7 D6

Unterstützung des Organismus bei extremen Anforderungen an den Stoffwechsel — Nr. 3 D12

Heuschupfen, Pollenallergien (Fortsetzung)
Unterstützung des angespannten Betriebs der Drüsen, Entlastung der Bronchien — Nr. 4 D6

Versorgung der Zellen mit Sauerstoff und Abbau der Ablagerungen aus den Zellen — Nr. 6 D6

Entgiftung, Entlastung der rinnenden Nase und Augen — Nr. 8 D6

Hilfe beim Ausscheiden der Schlacken und Reduktion der Augenschwellung — Nr. 10 D6

Reduktion der Allergiebereitschaft des Körpers — Nr. 24 D6

Hexenschuss
als Mittel der Wahl beim ersten Auftreten — Nr. 7 D6 im Wechsel mit Nr. 5 D6

bei starken Schmerzen als „Heiße Sieben" — Nr. 7 D6

kommt auch in Frage — Nr. 3 D6

bei älteren Menschen — Nr. 2 D6

Hitzewallungen
plötzliches Hitzegefühl mit hochroten Wangen — Nr. 7 D12

mit Schweißausbrüchen
· schwallartig wie Wasser — Nr. 8 D6
· Schweiß riecht stark sauer — Nr. 11 D12

Hörstörungen, allgemein
Nr. 1 D12, Nr. 3 D12, Nr. 4 D6, Nr. 11 D12

Wegweiser zum richtigen Salz ▶

Hühneraugen	Nr. 1 D12 im Wechsel mit Nr. 11 D12
äußerlich	Nr. 4-Salbe

Husten	
im Anfangsstadium, auch trockener, schmerzhafter Husten ohne Auswurf	Nr. 3 D12
bei nächtlichem Krampfhusten ohne Auswurf	Nr. 7 D6
bei schwer löslichem, fadenziehendem Auswurf mit Engegefühl im Herz- und Lungenbereich	Nr. 4 D6
heller, glasiger Auswurf, mit Wundheitsgefühl, großblasige Rasselgeräusche	Nr. 2 D6
bei zähem, grünlichem Auswurf	Nr. 10 D6
zur Lösung eitrigen Auswurfs	Nr. 6 D6
trockener Husten nachts, morgendliche Atemnot	Nr. 10 D6
trockener Kitzelhusten	Nr. 8 D6
Hüsteln	Nr. 11 D12
Rasselgeräusche, Besserung an frischer Luft	Nr. 6 D6

Hyperaktivität bei Kindern	Nr. 3 D12, Nr. 7 D12, Nr. 5 D12

Immunsystem, Stärkung	siehe Kur Seite 116

Infekte	
akute	Nr. 3 D12
Fieber über 39 °C	Nr. 5 D6
mit Fließschnupfen	Nr. 8 D6
verschleppt	Nr. 4 D6
chronische	Nr. 11 D12, unterstützt von Nr. 6 D6

Infektanfälligkeit	siehe Kur Seite 116

Insektenstiche	Nr. 3 D12, Nr. 8-Salbe

Ischiasschmerzen	Nr. 5 D6
bei krampfartigen Schmerzen, die sich bei Wärme bessern (als „Heiße Sieben")	Nr. 7 D6
bei nächtlichen, kribbelnden Schmerzen, vorwiegend im Hüftknochenbereich	Nr. 2 D6
im chronischen Fall	Nr. 11 D12 im Wechsel mit Nr. 1 D12
äußerlich	Nr. 7-Salbe

Juckreiz	
Hauptmittel bei allen Formen, auch psychogenen	Nr. 7 D6
allgem. Hautjucken	
· tagsüber	Nr. 11 D12
· nachts	Nr. 6 D6
als Folge nach innen geschlagener Krankheiten, mit schuppender Haut	Nr. 6 D6
Altersjucken	Nr. 6 D6 und als Salbe
dünne, trockene, rissige Haut, Verschlimmerung bei Wärme	Nr. 7 D6 im wechsel mit Nr. 1 D12

Welches Salz bei welcher Krankheit?

Juckreiz (Fortsetzung)

Hautjucken mit saurem Schweiß und bei chronischen Nierenleiden	Nr. 9 D6
bei Krampfadern, Ulcus cruris	Nr. 8 D6 im Wechsel mit Nr. 4 D3 / D6
mit Schmerzen	Nr. 3 D6 / D12
an Fußsohlen und Handflächen mit Kribbeln	Nr. 5 D6 im Wechsel mit Nr. 2 D6
an der Nasenspitze und in der Nase	Nr. 11 D12, Nr. 8 D6 im Wechsel mit Nr. 7 D6 und Nr. 11 D12
im Gesicht	Nr. 2 D6
an den Extremitäten mit Kribbeln, schlimmer nachts in Ruhe und Wärme	Nr. 7 D6 und als Salbe

Kariesprophylaxe
Nr. 1 D12, Nr. 2 D6, Nr. 11 D12

Kehlkopfentzündung
Nr. 4 D3/D6

mit Heiserkeit	Nr. 3 D12 im Wechsel mit Nr. 2 D6

Keuchhusten

Zur Unterstützung der üblichen Behandlung bzw. bei Auftreten der ersten Symptome, auch schon bei Verdacht	Nr. 3 D12 im Wechsel mit Nr. 7 D6
bei dickem, weißem Auswurf	Nr. 4 D6
bei eiweißartigem Auswurf, bes. bei schwächlichen Kindern	Nr. 2 D6
bei gelbem, schleimigem Auswur	Nr. 6 D6f
allgemein bei großer Hinfälligkeit und nervösen Erscheinungen	Nr. 5 D6

Knochenaufbau
Nr. 1 D12, Nr. 2 D6, Nr. 7 D6, Nr. 11 D12

Knochenbruch
Nr. 1 D3/D6 im Wechsel mit Nr. 2 D6 und Nr. 11 D12

Knochenhautentzündung

zuerst	Nr. 3 D12
später	Nr. 4 D6
mit Eiter	Nr. 11 D12

Knorpelaufbau
Nr. 2 D6, Nr. 11 D12

Koliken

Hauptmittel (als „Heiße Sieben")	Nr. 7 D6
Blähungskoliken	Nr. 10 D6
mit saurem Aufstoßen	Nr. 9 D6
kleine Kinder mit Anziehen der Beine	Nr. 7 D6
mit grasgrünen Stühlen	Nr. 10 D6
mit übelriechenden Stühlen	Nr. 6 D6

Konzentrationsmangel
Nr. 3 D12

Kopfschmerzen

bei drückenden Schmerzen mit Blutandrang zum Kopf, Schwindel, häufig mit Übelkeit, Erbrechen und Sehstörungen	Nr. 3 D12
nervös bedingt mit Reizbarkeit, Schlaflosigkeit nach geistiger Überanstrengung und Ärger, innerer Unruhe	Nr. 5 D6

Wegweiser zum richtigen Salz

Kopfschmerzen (Fortsetzung)

nach erschöpfenden Krankheiten und schlechtem Schlaf, von frühmorgens bis zum Abend, auch hormonell bedingt	Nr. 8 D6
bei überfallartigen, krampfhaft schießenden Schmerzen, besonders im Hinterkopf, mit Funken vor den Augen	Nr. 7 D6
besonders nach geistiger Überarbeitung, auch „Schulkopfschmerz"	Nr. 7 D12
mit Schwindel nach Gehirnerschütterung	Nr. 10 D6
fastenbedingte, im Zuge von Verdauungsstörungen, Verschlimmerung durch Bewegung	Nr. 10 D6
nach übermäßigem Alkoholgenuss mit Übelkeit und saurem Aufstoßen	Nr. 9 D6

Krampfadern

	Nr. 1 D12 im Wechsel mit Nr. 11 D12
bei Krampfaderblutungen und Venenentzündungen	Nr. 3 D12
mit Schmerzen	Nr. 1 D12 im Wechsel mit Nr. 4 D6 und Nr. 3 D12
· schießende	Nr. 7 D6
· brennende	Nr. 9 D6 im Wechsel mit Nr. 3 D12
äußerlich	Nr. 1-Salbe

Krämpfe

bei allen krampfartigen Erscheinungen	Nr. 7 D6 als „Heiße Sieben"

Krämpfe (Fortsetzung)

bei nervösen zusätzlich	Nr. 5 D6
während des Zahnens, bei schwächlichen, blutarmen Personen mit Kälte- und Taubheitsgefühl	Nr. 2 D12 im Wechsel mit Nr. 7 D6
Säurekrämpfe	Nr. 9 D6

Kropf

	Nr. 1 D12 im Wechsel mit Nr. 2 D6
bei hartem, knotigem Kropf	Nr. 1 D12 zusammen mit Nr. 1 Salbe

Lähmung

allgemein	Nr. 5 D6
krampfartige	Nr. 7 D6
als Zwischenmittel	Nr. 2 D6
Trigeminuslähmung	Nr. 5 D6
äußerlich	Nr. 5-Salbe

Lärmempfindlichkeit   Nr. 11 D12

Lebererkrankungen

Leberschutztherapie zur Verbesserung des Zellstoffwechsels, chronische Hepatitis, Stauungsleber (auch Herzbehandlung!)	Nr. 6 D6 in Verbindung mit Nr. 10 D6
Leberzirrhose, zur Unterstützung	zusätzlich Nr. 11 D12
mit Verstopfung und Schmerzen nach dem Essen	Nr. 10 D6
mit hellem Stuhl	Nr. 10 D6
Fettleber	Nr. 10 D6 in Verbindung mit Nr. 9 D6

Welches Salz bei welcher Krankheit?

Lichtempfindlichkeit	Nr. 11 D12

Lippen

trocken, mit Spannungsgefühl	Nr. 8-Salbe
rissig, Borkenbildung	Nr. 1 Salbe
trocken, rissig	Nr. 11 D12, Nr. 1 D12

Lymphdrüsenschwellung, -entzündung

	Nr. 3 D12, Nr. 2-Salbe Nr. 4 D6, Nr. 12 D6, Nr. 11 D12

Lymphknoten

teigige Schwellung	Nr. 4 D6
Verhärtung	Nr. 1 D12 im Wechsel mit Nr. 9 D6

Magenerweiterung (Senkung)

	Nr. 1 D12, Nr. 5 D6, Nr. 11 D12 im täglichen Wechsel

Magengeschwür, Darmgeschwür

	Nr. 1 D12 im Wechsel mit Nr. 5 D6, Nr. 1-Salbe

Magensäure

bei Übersäuerung	Nr. 9 D6
bei Mangel	Nr. 8 D6

Magenschmerzen

allgemein	Nr. 3 D12 im Wechsel mit Nr. 7
mit Druck und Völlegefühl	Nr. 10 D6
durch Säureüberschuss	Nr. 9 D6
sofort nach dem Essen und nach kalten Getränken auftretend	Nr. 2 D6

Mandelentzündung

Anfangsmittel	Nr. 3 D12 im Wechsel mit Nr. 4 D6
bei chronischer Mandelentzündung	Nr. 11 D12, Nr. 6 D6
Mandeln weißgrau belegt	Nr. 4 D6
große, schmerzhafte Mandeln, geschwürig belegt	Nr. 5 D6
bei Eiterung	Nr. 9 D6 im Wechsel mit Nr. 11 D12
bei verhärteten Mandeln	Nr. 1 D12
chronische Mandelschwellung	Nr. 2 D6

Masern

im Anfangsstadium	Nr. 3 D12
später	Nr. 3 D12 im Wechsel mit Nr. 4 D6 und Nr. 7 D6
bei hohem Fieber	Nr. 5 D6
später	Nr. 8 D6
im Genesungsstadium zur Unterstützung der Abschuppung	Nr. 6 D6

Migräne

	siehe Kopfschmerzen

Milchfluss

zur Anregung	Nr. 2 D6
Abstillen	Nr. 10 D6

Milchschorf

	Nr. 9 D12 im Wechsel mit Nr. 6 D6
äußerlich	Nr. 9-Salbe

Wegweiser zum richtigen Salz ▶

Milchunverträglichkeit	Nr. 2 D6, Nr. 4 D6, Nr. 9 D6
Mitesser	siehe Akne
Mittelohrentzündung	Nr. 3 D12, Nr. 4 D6
eitrig	Nr. 6 D6
Morbus Ménière	Nr. 11 D12 und Nr. 10 D6, täglich wechseln mit Nr. 8 D6 und Nr. 11 D12
Mumps (Parotitis)	Nr. 4 D6
angeschwollene Hoden	Nr. 8 D6/D12 im Wechsel mit Nr. 3 D12
bei Speichelstein-bildung	Nr. 1 D12 im Wechsel mit Nr. 11 D6
Mundfäule	siehe Aphthen
Mundgeruch	Nr. 5 D6 oder D12
Mundschleimhaut-entzündung	Nr. 3 D12
bei Zersetzung, schlechtem Mundgeruch	Nr. 5 D6
Muskelatrophie	Nr. 5 D6, Nr. 5-Salbe
Muskelkater	Nr. 9 D6 im Wechsel mit Nr. 3 D12 und Nr. 7 D6
Muskelkrampf	Nr. 7 D6
Säurekrampf	Nr. 9 D6
Muskelrheuma	
entzündlich	Nr. 3 D12
bei erhöhter Harnsäure	Nr. 9 D6

Muskelrheuma (Fortsetzung)	
Schmerzen zu Beginn jeder Bewegung, „läuft sich ein"	Nr. 1 D12
Besserung bei mäßiger Bewegung	Nr. 5 D6
Fokalrheuma	Nr. 12 D6/D12
Verschlimmerung durch Kälte u. Nässe	Nr. 8 D6 im Wechsel mit Nr. 10 D6
wandernder Schmerz	Nr. 7 D6
Verschlimmerung in geschlossenen Räumen, nachts	Nr. 6 D6
Muskelschwäche	Nr. 5 D6 im Wechsel mit Nr. 2 D6
äußerlich	Nr. 5 Salbe
Muskelverhärtung	Nr. 1 D12
äußerlich	Nr. 10-Salbe oder Nr. 11-Salbe
Muskelzucken	Nr. 11 D12
Muttermal	Nr. 6 D6 und als Salbe
Mykosen (Pilze)	
Darmpilze, Scheidenpilze	Nr. 4 D6
Hautpilze mit weißen Schuppen	Nr. 8 D6 und Salbe
Nagelpilze	Nr. 1 D12 auch als Salbe
Myome	Nr. 8 D6
bei Sulfat-Typen im Wechsel mit	Nr. 10 D6
Nackensteifheit	Nr. 7 D6
Nagel, eingewachsen	Nr. 1 D12, Nr. 11 D12

143

Welches Salz bei welcher Krankheit?

Nagelerkrankungen

Grundmittel	Nr. 11 D12 im Wechsel mit Nr. 1 D12
bei Entzündungen	Nr. 3 D12
eitrig	Nr. 11 D12
brüchige Nägel	Nr. 11 D12 im Wechsel mit Nr. 1 D12

Nagelfalzeiterungen, -entzündungen

Nr. 11-Salbe, Nr. 8-Salbe, Nr. 1-Salbe

Nagelgeschwür, Umlauf

im Anfangsstadium der Entzündung	Nr. 3 D12
wenn sich Eiter bildet	Nr. 11 D12
zur Abheilung	Nr. 1 D12
äußerlich	Nr. 3-Salbe oder Nr. 11-Salbe

Nasenbluten

bei Kindern, schwächlichen und alten Menschen	Nr. 5 D6
bei dickem, dunklem, zähem Blut	Nr. 4 D6
bei nicht gerinnendem Blut	Nr. 8 D6
bei Regelstörungen	Nr. 10 D6

Nasennebenhöhlenentzündung (Sinusitis)

Nr. 6 D6, Nr. 9 D6, Nr. 11 D12, Nr. 12 D6

Nasenpolypen

chronischer Nasenkatarrh	Nr. 6 D6
blasse Kinder, Schleimhautpolypen	Nr. 2 D6
derb, harte Wucherungen	Nr. 1 D12

Nervenentzündung (Neuritis)

Hauptmittel	Nr. 5 D6
schießende Schmerzen	Nr. 7 D6
Abschlussmittel	Nr. 2 D6 im Wechsel mit Nr. 11 D12 und Nr. 1 D12

Nervenschwäche

Hauptmittel	Nr. 5 D6
labile und sehr sensible Personen	Nr. 5 D6
allgemeine nervöse Überreizung	Nr. 3 D12, Nr. 7 D12

Nervosität, nervöse Erschöpfung

zur symptomatischen Behandlung	Nr. 5 D12 im Wechsel mit Nr. 7 D12
bei großem Schwächegefühl, bei Überempfindlichkeit und Angstzuständen	Nr. 11 D12, Nr. 2 D6

Nesselsucht, Nesselfieber

	Nr. 5 D6 im Wechsel mit Nr. 8 D6
äußerlich	Nr. 5-Salbe

Neuralgie

Hauptmittel	Nr. 5 D6 im Wechsel mit Nr. 7 D6
äußerlich	Nr. 10-Salbe, Nr. 5-Salbe
Schmerzen bohrend oder lanzinierend	Nr. 7-Salbe
Zwischenmittel in chronischen Fällen	Nr. 11 D6

Neurodermitis

bei Milcheiweißallergie	Nr. 2 D6
zur Stützung des Drüsenapparates	Nr. 4 D6
zur Entgiftung	Nr. 6 D6

Wegweiser zum richtigen Salz ▶

Neurodermitis (Fortsetzung)

zur Entsäuerung	Nr. 9 D6
Abbau der nervlichen Spannung	Nr. 7 D12
Abbau der allergischen Reaktionen	Nr. 8 D6
Schlackenausscheidung	Nr. 10 D6
Abfluss der Lymphe	Nr. 12 D6

Nierenerkrankung, Nierenbeckenentzündung

Anfangsmittel	Nr. 4 D6
bei Fieber sofort dazu	Nr. 5 D6
bei Schmerzen	Nr. 7 D6
als Zwischenmittel	Nr. 7 D6
später bei Nachlassen der akuten Erscheinungen und bei Eiweiß im Harn	Nr. 2 D6
bei Gesichtsödemen	Nr. 10 D6
bei unstillbarem Durst, häufigem Wasserlassen, Hitze und Spannungsgefühl in der Nierengegend	Nr. 8 D6
Krampfkoliken bei Nierensteinen	Nr. 7 D6

Nierensteine

	Nr. 9 D6 im Wechsel mit Nr. 11 D12 und Nr. 10 D6

Ödeme, Wasseransammlungen

harmlose, z.B. nach Mückenstichen	Nr. 8 D3 und Nr. 8-Salbe
„dicke Beine", z.B. im Sommer, zur Anregung der Wasserausscheidung	Nr. 10 D6
bei Lidödemen	Nr. 10 D6
mit aufgedunsener Gesichtshaut	Nr. 8 D6

Ödeme (Fortsetzung)

bei Erkrankung der Leber	Nr. 10 D6 im Wechsel mit Nr. 8 D6
bei Erkrankungen des Herzens	Nr. 4 D6 im Wechsel mit Nr. 5 D6
bei Erkrankungen der Nieren	Nr. 2 D6 im Wechsel mit Nr. 4 D6

Ohrenerkrankungen

bei allen Entzündungen des äußeren Ohres	Nr. 3 D12
Gehörgangsfurunkel	Nr. 9 D6 im Wechsel mit Nr. 11 D12
nach Spontaneröffnung	Nr. 12 D6
akute Mittelohrentzündung	
· Grundmittel bei Rötung und Vorwölbung des Trommelfells	Nr. 3 D12, Nr. 4 D6 Nr. 12 D6
· zur Nachbehandlung	Nr. 11 D6 im Wechsel mit Nr. 12 D6
chronische Mittelohrentzündung	
· um den Ohrausfluss (eitrig-gelb oder dünn) in Gang zu bringen	Nr. 6 D6 im Wechsel mit Nr. 11 D12
· stinkende Absonderungen	Nr. 5 D6
Altersschwerhörigkeit	Nr. 11 D12 im Wechsel mit Nr. 1 D12

Ohrensausen

	Nr. 1 D12 im Wechsel mit Nr. 11 D12
äußerlich	Nr. 1-Salbe

Operationen

zur Vorbereitung (4 Tage vorher beginnen)	Nr. 3 D12 im Wechsel mit Nr. 5 D6

145

Welches Salz bei welcher Krankheit?

Operationen (Fortsetzung)

Nachbehandlung von Operationsnarben	Nr. 6 D6
· wenn der Heilprozess an der Narbe noch nicht abgeschlossen ist	unterstützend Nr. 6-Salbe, Nr. 1-Salbe
Erschöpfung, Mattigkeit nach Eingriff	Nr. 5 D6
Schmerzen nach Operationen (als „Heiße Sieben")	Nr. 7 D6
zusätzlich bei Operationen	
· am Knochen	Nr. 2 D6
· an Gelenken	Nr. 11 D12
· an Nerven	Nr. 5 D6
· an Schleimhäuten	Nr. 6 D6
· an Muskeln	Nr. 7 D6

Osteoporose
Nr. 1 D3/D6, Nr. 2 D6, Nr. 11 D6
siehe auch Kur Seite 121

Paradontose, Zahnfleischschwund
Nr. 1 D12, Nr. 5 D6

Prellungen, Quetschungen

Anfangsmittel	Nr. 3 D12
äußerlich	Nr. 3-Salbe
bleibende Schwellung	Nr. 4 D6
zur Nachbehandlung	Nr. 11 D12

Pilze
siehe Mykosen

Prüfungsstress
Nr. 3 D12 im Wechsel mit Nr. 7 D12

Rachitis
Nr. 2 D6 im Wechsel mit Nr. 7 D6

Räuspern, ständiges

bei zähem Schleim	Nr. 4 D6
nervöses	Nr. 5 D6/D12

Regelschmerzen
Nr. 7 D6
vorbeugend ab 1 Wo. vor der Regel — Nr. 7 D6

Reisekrankheit
Nr. 3 D12, Nr. 5 D12, Nr. 7 D12
siehe auch Seekrankheit

Rheumatismus

Muskelrheumatismus
- bei Schmerzen durch Bewegung — Nr. 3 D12 im Wechsel mit Nr. 4 D6
- bei schießenden, bohrenden, umherwandernden Schmerzen (als „Heiße Sieben") — Nr. 7 D6
- bei Schmerzen, die mit Taubheits- und Kältegefühl oder „Ameisenlaufen" verbunden sind und nachts und in der Ruhe stärker werden — Nr. 2 D6

Gelenkrheumatismus
- anfänglich, besonders bei Fieber — Nr. 3 D6
- bei wandernden Schmerzen, Verschlimmerung nachts — Nr. 6 D6
- als Zwischenmittel, wenn die Schmerzen besonders heftig werden — Nr. 7 D6
- in chronischem Fällen und zur Nachbehandlung — Nr. 2 D6

146

Wegweiser zum richtigen Salz ▶

Rückenschmerzen, chronische

zur Muskel-entkrampfung	Nr. 7 D6
zur Nervenstärkung	Nr. 5 D6

Rückenschwäche
Nr. 2 Salbe

Scheidenpilze
siehe Mykosen

Schiefhals
Nr. 2-Salbe

Schilddrüse, Über- und Unterfunktion
Nr. 4 D6, Nr. 14 D6, Nr. 15 D6

Schlaflosigkeit, Schlafstörungen

nervös bedingte	Nr. 5 D6
bei großer Erregbar-keit, Herzklopfen (als „Heiße Sieben")	Nr. 7 D6
bei erhöhter Geräusch-empfindlichkeit	Nr. 5 D6
wenn reger Gedanken-strom am Einschlafen hindert	Nr. 11 D12
bei Blutandrang im Kopf, bei Kopfschmer-zen, auch in den Wechseljahren	Nr. 3 D12
zur Rhythmusfindung (Tag-Nacht-Rhythmus)	Nr. 7 D6
bei Sauerstoffmangel im Gewebe	Nr. 6 D6
bei Voll- und Neumond	Nr. 11 D12
bei Tagesmüdigkeit	Nr. 8 D6

Schlaganfall

zur Vorbeugung	Nr. 3 D12 im Wechsel mit Nr. 1 D12
nach eingetretenem Schlaganfall	Nr. 3 D12

Schlaganfall (Fortsetzung)

bei erhöhter Erregbarkeit	Nr. 5 D6
zur Nachbehandlung	Nr. 11 D6/D12 im Wechsel mit Nr. 10 D6

Schleimbeutel-entzündung (Bursitis)
je 2 Mittel im wöchentl. Wechsel: Nr. 8 D6, Nr. 2 D6, Nr. 11 D12, Nr. 4 D6

Schleimhaut, trockene

Hauptmittel	Nr. 8 D6 im Wechsel mit Nr. 4 D6
in Mund und Hals	Nr. 11 D12 im Wechsel mit Nr. 4 D6 und Nr. 8 D6

Schleimhaut-entzündung
Nr. 4 D6

Schluckauf
Nr. 7 D6 als „Heiße Sieben"

Schmerzen

	siehe auch Kopfschmerzen
Hauptmittel	Nr. 7 D6
bei Gliederschmerzen durch Infekt	Nr. 7 D6 als „Heiße Sieben"

Schnittwunden
Nr. 3 D12

Schnupfen

im ersten Erkältungs-stadium	Nr. 3 D12
bei wundmachendem Fließschnupfen	Nr. 8 D6
mit zähem, faden-ziehendem Schleim	Nr. 4 D6
mit gelbem Schleim	Nr. 6 D6
bei häufigem krampf-haftem Niesen	Nr. 7 D6

147

Welches Salz bei welcher Krankheit?

S

Schnupfen (Fortsetzung)

bei verstopfter Nase	Nr. 6 D6
zum Abschwellen der Nasenmuschel	Nr. 4 D6, Nr. 8 D6
bei chronischem Schnupfen, auch trockenem Stockschnupfen mit wunder Nase	Nr. 11 D12
Stockschnupfen	Nr. 4 D6
Geschmacksverlust	Nr. 8 D6 im Wechsel mit Nr. 5 D6

Schrunden
Nr. 1-Salbe

Schulter-Arm-Syndrom
Nr. 7 D6

Schuppung, übermäßige
Nr. 6 Salbe

Schuppenflechte, Psoriasis

bei Anlage zu Gicht und Rheuma	Nr. 7 D6 im Wechsel mit Nr. 6 D6
zur Bildung neuer Oberhautzellen	Nr. 9 D6 im Wechsel mit Nr. 2 D6
als Zwischenmittel	Nr. 6 D6, Nr. 11 D12

Schwangerschaft (Geburtserleichterung)

2–3 Wochen vor der Entbindung	Nr. 2 D6
wenige Tage vor dem Geburtstermin, auch noch bei Beginn der Wehen	Nr. 5 D6

Schwangerschaftserbrechen
Nr. 2 D6

Schwangerschaftsstreifen
Nr. 1 D12, Nr. 11 D12 auch als Salbenmischung

Schwerhörigkeit im Alter
Nr. 11 D12 im Wechsel mit Nr. 1 D12

Schwindel

bei Blutandrang zum Gehirn	Nr. 3 D12
für alte Menschen mit Blutleere des Gehirns	Nr. 2 D6 im Wechsel mit Nr. 11 D6/D12
nervös bedingter	Nr. 5 D6
beim Aufstehen und Aufwärtssehen	Nr. 5 D6

Schwitzen

lange bestehende Schweißarmut	Nr. 5 D6
zur Einleitung eines Schweißausbruchs	Nr. 3 D6 im Wechsel mit Nr. 5 D6
zur Anregung bei fieberhaften Erkrankungen	Nr. 10 D6

Schweißabsonderungen

· sauer, scharf	Nr. 9 D6
· faulig, stinkend	Nr. 5 D6
· wässrig, ätzend, farblos	Nr. 8 D6
· gelbgrün, die Wäsche färbend	Nr. 10 D6
· klebrig	Nr. 6 D6
· während des Essens am Kopf und im Gesicht	Nr. 5 D6, Nr. 8 D6
· einige Zeit nach dem Essen	Nr. 10 D6
· nachts, ohne Geruch	Nr. 2 D6
· nachts, stinkend	Nr. 11 D12
· bei geringster Anstrengung	Nr. 9 D6 im Wechsel mit Nr. 5 D6
· mit Durst	Nr. 8 D6
· ohne Durst	Nr. 10 D6
· Angstschweiß	Nr. 5 D6, Nr. 7 D6
· Kopfschweiß der Kinder	Nr. 2 D6

Wegweiser zum richtigen Salz ▶

Schwitzen (Fortsetzung)

- an den Händen
  und mit Kältegefühl Nr. 11 D12
- abnorm starke
  Schweißausbrüche
  b. nervöser Erregung Nr. 5 D6

Seekrankheit — Nr. 8 D6, eventuell auch
Nr. 9 D6
2-stündlich zur Vorbeu
gung, während der Fahrt
halbstündlich, in akuten
Fällen alle 5 Minuten

**Sehnenscheiden-
entzündung** — Nr. 3 D12
im Anfangsstadium
zusätzlich noch Nr. 4 D6
im Wechsel mit Nr. 11 D12

Sehschwäche

bei allgemeiner
Nervenschwäche — Nr. 5 D12

bei der gerings-
ten Anstrengung — Nr. 11 D12

wenn die Augen
tränen und beim — Nr. 8 D6 im Wechsel mit
Lesen schmerzen — Nr. 11 D12

Sklerodermie — Nr. 1-Salbe

Sodbrennen — Nr. 9 D6

bei krampfartigen
Erscheinungen — Nr. 7 D6

Soor — siehe Aphthen

**Speichelfluss,
übermäßiger** — Nr. 8 D6

Stillprobleme

zu geringe Milch-
bildung — Nr. 2 D6

Stillprobleme (Fortsetzung)

zu starke Milch-
bildung — Nr. 10 D6

Milchstauungen mit
bläulich-weißer Milch — Nr. 8 D6

Thrombose

unterstützend und — Nr. 4 D6 im Wechsel mit
zur Prophylaxe — Nr. 7 D6

**Tränenfluss, vermehr-
ter/ausbleibender** — Nr. 8 D6

Übelkeit

am Morgen — Nr. 8 D6

nach dem Essen — Nr. 4 D6

Überbein

Vorbeugung und — Nr. 1 D12 im Wechsel mit
Nachbehandlung — Nr. 11 D12

**Unterschenkel-
geschwüre** — Nr. 1 D12 im Wechsel mit
Nr. 10 D6

bei Eiterbildung — Nr. 11 D12

**Venenentzündung
(Thrombophlebitis)** — siehe auch Krampfadern

Hauptmittel — Nr. 4 D6 im Wechsel mit
Nr. 7 D3/D6

bei Röte der
Umgebung — Nr. 3 D12

zur Weiter-
behandlung — Nr. 1 D12 im Wechsel mit
Nr. 11 D6

Verbrennungen

äußerlich als erste
Maßnahme — Nr. 3-Salbe

innerlich, bei Ver-
brennungen 1. Grades — Nr. 3 D12

Welches Salz bei welcher Krankheit?

Verbrennungen (Fortsetzung)

bei Blasenbildung	Nr. 8 D6 in Kombination mit Nr. 3 D12
bei eitrigen Brandwunden	Nr. 11 D12

Verdauungsstörungen

mit Druckgefühl, Auftreibung des Leibes nach fettreicher Mahlzeit	Nr. 9 D6
bei Säuglingen nach Milchgenuss	Nr. 9 D6
Durchfall, Magenkatarrh, Verstopfung	Nr. 8 D6

Vergesslichkeit

	siehe auch Gedächtnisschwäche Nr. 2 D6 im Wechsel mit Nr. 5 D6
bei älteren Menschen	Nr. 1 D6 im Wechsel mit Nr. 11 D6/D12

Vergiftung

	sofort Vergiftungszentrale anrufen und zum Arzt!

Verletzungen

äußerlich	Nr. 3-Salbe oder Nr. 11-Salbe
innerlich, bei allen frischen Verletzungen, bei Blutergüssen	Nr. 3 D12
bei Weichteilschwellungen	Nr. 4 D6
zur Förderung der Kallusbildung bei Knochenverletzungen	Nr. 2 D6 im Wechsel mit Nr. 1 D12

Verstauchungen

	siehe Verletzungen

Verstopfung, Obstipation

Hauptmittel	Nr. 3 D6
bei weiß belegter Zunge, hellem Stuhl, Unverträglichkeit von Fett und Süßigkeiten	Nr. 4 D6
harter, bröckeliger Stuhl mit Schleimüberzug, Wechsel zw. Verstopfung und Durchfall	Nr. 8 D6
mit Blähungskoliken, hartem Stuhl, Schmerzen am After vor und nach dem Stuhlgang, Völlegefühl, Leberstörungen	Nr. 10 D6
mit Krämpfen	Nr. 7 D6
sehr träger Darm, Stuhl dunkelbraun bis gelblich-grün, Schleimüberzug	Nr. 5 D6
vergeblicher Stuhldrang, Stuhl schlüpft zurück, Afterrisse	Nr. 11 D12
bei schlaffem Darm, Hämorrhoiden	Nr. 1 D12
bei Darmträgheit mit Hitze im Mastdarm, bei Kreuzschmerzen und Blutandrang zum Kopf	Nr. 3 D12
stressbedingt	Nr. 5 D12 oder Nr. 7 D12 im Wechsel mit Nr. 10 D6
bei alten Menschen mit allgemeiner Schwäche	Nr. 2 D6
bei starkem Völlegefühl	Nr. 6 D6
bei Störungen des Wasserhaushalts	Nr. 8 D6

Vorhautverengung

	Nr. 1-Salbe, Nr. 5-Salbe, Nr. 8-Salbe, Nr. 11-Salbe

150

Wegweiser zum richtigen Salz ◀

Wachstumsschmerzen Nr. 2 D6

Wasseransammlungen vor der Regel

Zunge rein mit Bläschen und Schleimstraßen	Nr. 8 D6
Zunge braun-grünlich und meist dick belegt	Nr. 10 D6

Wadenkrämpfe Nr. 7 D6

Warzen

weiche	Nr. 4 D6 im Wechsel mit Nr. 8 D6
harte	Nr. 1 D12
äußerlich	Nr. 4-Salbe

Wechseljahres-beschwerden	siehe Kur Seite 121 und Hitzewallungen

Weißfluß Nr. 4 D6

Wunden	siehe Verbrennungen und Verletzungen

Wundsein kleiner Kinder

innerlich	Nr. 8 D6 im Wechsel mit Nr. 9 D6
äußerlich	Nr. 8-Salbe oder Nr. 9-Salbe

Zähne

Kariesvorbeugung und Stabilisierung des Zahnschmelzes	Nr. 1 D6

Zahnen der Kinder

zur Förderung des Zahndurchbruchs	Nr. 2 D12 im Wechsel mit Nr. 1 D12
bei fieberhaften Zahnungsbeschwerden	Nr. 3 D12
bei schmerzhafter Entzündung	Nr. 7 D6

Zahnfistel	Nr. 11 D6/D12 im Wechsel mit Nr. 1 D12

Zahnfleisch, entzündetes	Nr. 5 D6, Nr. 3 D12, Nr. 7 D6

Zahnschmerzen

wenn keine zahn-ärztliche Indikation vorliegt, z.B. nach Erkältung	Nr. 3 D12

Zungenentzündung, Glossitis

dunkelrot, geschwollen	Nr. 3 D12
mit weißlich-grauem Belag	Nr. 4 D6

Zysten

Hauptmittel	Nr. 8 D6
· der Nieren	im Wechsel mit Nr. 9 D6
· bei Sulfat-Typen	im Wechsel mit Nr. 10 D6

Anhang

Literatur

Broy, J.: Biochemie nach Dr. Schüßler.
Foitzick 1995, ISBN 3-929338-03-3

Emmrich, P.: Antlitzdiagnostik.
Eine Einführung in die biochemische
Heilweise nach Dr. Schüßler.
Jungjohann 1997, ISBN 3-932347-14-5

Lindemann, G.: Dr. med. Wilhelm Schüßler
– sein Leben und Werk. Isensee 1992,
ISBN 3-89442-125-8

Schüßler, W.: Eine abgekürzte Therapie.
Schulzesche Hofbuchhandlung
Oldenburg und Leipzig 1898

Wacker, S., Wacker, A.: Gesundheitserlebnis
Basenfasten. Haug 2002,
ISBN 3-8304-2075-7

Wacker, S., Wacker, A.: Allergien – Endlich
Hilfe durch Basenfasten. Haug 2004,
ISBN 3-8304-2110-9

Wacker, S: Basenfasten: Das 7-Tage-
Erfolgsprogramm für Eilige. Haug 2004,
ISBN 3-8304-2170-2

Wacker, S.: Basenfasten plus – Mit
Schüßler-Salzen sanft entsäuern.
Haug 2004, ISBN 3-8304-2177-X

Wacker, S., Wacker, A.: Basenfasten für Sie.
Haug 2005, ISBN 3-8304-2178-8

Register

Abnehmen 55, 71
Abwehrkräfte 41, 44, 115
  Kur zur Stärkung 116
ADS 43
Aggressivität 58
Akne 70, 74
Akutmittel 40, 60
Allergien 35, 39, 81, 115
Allergiker, Darreichungsform
  der Schüßler-Salze 25
Alterungsprozesse 76 f
Ängste 38
Ängstlichkeit 33
Anspannung, innere 58,
  62, 70
Antiaging-Mittel 75
Antibiotikum 56, 110
  bei Beherdungen 105
Antlitz-Check 117
Antlitzdiagnose 84 f
Antriebsschwäche 41
Anwendungsgebiete
  Ergänzungsmittel 81
  Calcium phosphoricum 39
  Calcium sulfuricum 79
  Ferrum phosphoricum 44
Appetitlosigkeit 81
Arsenicum jodatum
  (Arsentrijodid) 81
Arteriosklerose 77
Arthrose 34, 77
  Schmerzen, wirksame
  Schüßler-Salze 112
Asthma 61, 63

Aufmerksamkeitsdefizit-
  syndrom (ADS) 43
Aufschlussverfahren 18
Augenfarbe 87
Augenschatten 88
Ausleitungsmittel 71
Ausscheidung 71

Bandscheiben,
  Stabilisierung 113
Bandscheibenprobleme,
  wirksame Schüßler-
  Salze 112
Basenfasten 37
Beckenbodentraining 121
Behandlungsdauer 27
Beherdungen 105
Bindegewebsschwäche 34
Biochemie nach
  Dr. Schüßler 10
Biochemische
  Funktionsmittel 14
Bisphosphonate 120
Blasenschwäche, Kur 121
Blutfettwerte, erhöhte 74
Blutgerinnung 81
  Förderung 39, 44
Bluthochdruck 64, 67,
  73 f, 95
Burnout-Salz 49

Calcium carbonicum
  (Calciumcarbonat,
  Nr. 22) 81

Calcium fluoratum
  (Nr. 1) 32 ff
  Anwendungen 34
Calcium phosphoricum
  (Nr. 2) 35 ff
  Anwendungen 39
Calcium sulfuratum
  (Calciumsulfid, Nr. 18) 81
Calcium sulfuricum
  (Nr. 12) 78 ff
  Anwendungen 79
Calcium, bei Osteoporose 36
Calciumbedarf 33
Calciumfluorid 32
Calciumphosphat 35
Calciumsulfat 78
Chlorid-Typ 95
Chloridbedarf, Zeichen 95
Chloride
  Gemeinsamkeiten 31
  Wirkung auf
  Schleimhäute 45
Chlorkalium 45
Chlornatrium 64
Choleriker 42
Cholesterinwerte,
  erhöhte 73
Chronifizierung von
  Krankheiten 26, 107
Computerarbeit 60 ff
Couperose 45
Cuprum arsenicosum
  (Kupferarsenit, Nr. 19) 81

Anhang

Darreichungsformen, der
  Schüßler-Salze 25
Deutsche Homöopathie-
  Union 11
Diäten, beim Fluorid-Typ 97
Dickdarm 46
Dosierungsempfehlungen,
  allgemeine 20 f
Druck, osmotischer 65
Drüsen 46
Dünnhäutigkeit 96
Durchblutungsstörungen,
  durch Arteriosklerose 63
Durchfall 41
Durchhänger, Schule 44
Durchsetzungskraft, man-
  gelnde 42, 62

Einnahmeempfehlungen, zu
  Schüßler-Salzen 20 ff
Eisenmangelanämie 40, 44
Eiterungen 77 ff
Eiweißverzicht, zur
  Entgiftung 57
Ekzem(e) 34, 58, 81
  periorales 117
Elastizität, der Haut 75
Elektro-Akupunktur 19
Entgiftung
  bei chronischen
  Infekten 55, 81, 110
  kurmäßige 114
  Lymphe 78
Entgiftungsreaktionen
  56 f, 100
Entsäuerung 68
  kurmäßige 74
Entschlackung 71
Entspannung 54, 94
Entwässern 72

Entzündungen 48
  Hauptmittel 104
  Zusammenhang mit
  Säure-Basen-Haushalt 46
Entzündungsstadien 106 f
  1. Entzündungsstadium 40
  2. Entzündungs-
  stadium 45
  3. Entzündungs-
  stadium 55
Ergänzungsmittel 10, 80
Erkältung 104
Erkrankungen, chroni-
  sche 26, 107
Ernährung, Rolle bei
  Mineralien-
  versorgung 15 ff
Erschöpfung 44
Erstverschlimmerung 24
Essensgelüste 89

Faltenbildung 77
Familienstellen nach
  Hellinger 101
Fasten, beim Fluorid-Typ 97
Fastenkuren,
  Unterstützung 71
Fastfood 17, 38
Fehlernährung 17, 38
Fehlverteilung, der
  Mineralien 14, 17
Ferrum phosphoricum
  (Nr. 3) 40
  Anwendungen 44
Ferrum-Röte 42
Ferrum-Schatten 41, 42
Fettstoffwechsel-
  störungen 74
Fieber 52, 99, 105, 108
  bis 39 °C 44

über 39 °C 52
Fließschnupfen 67
Fluorcalcium 32
Fluoridbedarf, Zeichen 97
Fluorid-Typ 96
Flüssigkeitsverteilung im
  Körper 64
Flussspat 32
Frühjahrskur 114
Funktionsmittel, biochemi-
  sche 10

Gallenkoliken 63, 70
Gefühle
  bei Natriumchlorid 66
  bei Kaliumchlorid 47
Gemüse,
  Mineralienversorgung 37
Genussgifte 101
Gesicht, Zeichen 84
Gewebsflüssigkeiten 65
Gewichtsabnahme,
  Unterstützung 55, 71
Gicht 70
Gips 78
Glaubersalz 71
Gliederschmerzen, wirksame
  Schüßler-Salze 112
Glutenunverträglichkeit 25

Haarausfall 75
  kreisrunder 53
Haarwachstum,
  Störungen 59
Harmoniebedürfnis,
  starkes 77
Harnsäure 68
Haut
  Beurteilung 87
  trockene 34

154

Register ▶

Hautalterung, Kur 119
Hautausschlag 48, 53, 67,
    74, 81
Hautregeneration 57
Hautunreinheiten, Kur 119
Hb-Wert 41
Heiße Fünf 53
Heiße Fünf/Sieben 53, 112
Heiße Sieben 21, 112
Herzrhythmusstörungen 39
Heuschnupfen 67, 115
Hexenschuss 50, 53, 70
Hilflosigkeit 79
Hitzewallungen 63, 65,
    67, 77
Homöopathie 12, 24
Hormonstoffwechsel,
    Kur 121
Husten, krampfartiger 63

Immunsystem 40, 81
    Kur zur Stärkung 115
Infekte
    akute 109
    chronische 110
    verschleppte 106
    unterstützende
    Behandlung 111
Insektenstiche 44

Kalium aluminium sulfuri-
    cum (Kalium-Aluminium-
    sulfat, Alaun, Nr. 20) 81
Kalium arsenicosum
    (Kaliumarsenit, Nr. 13) 81
Kalium bromatum (Kalium-
    bromid, Nr. 14) 81
Kalium chloratum
    (Nr. 4) 45 ff
    Anwendungen 48

Kalium jodatum (Kalium-
    jodid, Nr. 15) 81
Kalium muriaticum 45
Kalium phosphoricum
    (Nr. 5) 49 ff
    Anwendungen 53
Kalium sulfuricum
    (Nr. 6) 55 ff
    Anwendungen 59
Kalium, phosphorsaures 49
Kalium, schwefelsaures 55
Kalium- Natrium-Pumpe 13,
    47, 49, 64
Kaliumchlorid 45
Kaliumhydrogenphosphat 49
Kaliumphosphat 49
Kaliumsulfat 55
Kalk, phosphosaurer 35
Karies 34
Kieselsäure 75
Kieselsäureanhydrid 75
Knitterfältchen 76
Knochen
    Mineralienzusammen-
    setzung 35
    Stärkung 39
Knochenbrüche 39, 120
Kochsalz 64
Kombinationen, Schüßler-
    Salze 23
Konzentrationsstörungen 41,
    44, 53, 63
Kopfschmerzen 56, 67, 74,
    79, 86
    wirksame Schüßler-
    Salze 112
Kost, vitalstoffreiche 97
Krampfadern 34
Krämpfe 63, 81
Krampfmittel 60

Krankheiten, chronische 107
Kuren 114

Lactose-Intoleranz 25
Lähmungen 53
Laktose 25
Lampenfieberröte 62
Lebensphasen, mit erhöh-
    tem Mineralienbedarf 16
Lebertyp 58
Leberwerte, erhöhte 74
Lippen 88
Lithium chloratum
    (Lithiumchlorid, Nr. 16) 81
Loslassen 73

Magen-Darm-Koliken 81
Magenschleimhaut-
    entzündung 69 f, 107
Magnesiaröte 61, 62
Magnesium phosphoricum
    (Nr. 7) 60 ff
    Anwendungen 63
Magnesium, phosphor-
    saures 60
Magnesiumhydrogen-
    phosphat 60
Magnesiumphosphat 60
Manganum sulfuricum
    (Mangansulfat, Nr. 17) 81
Maussyndrom 46
Mengenelemente 10
Milch
    Calciumgehalt 33
    und Osteoporose 37
Milchzucker 18, 25
Mineralien, in der
    Ernährung 15 f
Mineralienverteilung, im
    Körper 13

155

Anhang

Mineralsalze 10
  Aufschluss 18
  homöopathische
  Zubereitung 15
Mineralsalztherapie nach
  Dr. Schüßler 10
Mineralstoffpräparate 16 f
Mischtypen 97
Molekülgröße 15
Mora-Methode 19
Müdigkeit 41
Muskelkater 44

Nachbehandlung
  Antibiotikatherapie 59
  Infekte 111
Nagelwachstumsstörungen
  34, 59
Nährstoffspeicher 97
Nahrungsergänzungs-
  mittel 16
Narben 34, 39
Nase, laufende 66
Natrium bicarbonicum
  (Natriumbicarbonat,
  Natron, Nr. 23) 81
Natrium chloratum
  (Nr. 8) 64 ff
  Anwendungen 67
Natrium muriaticum 64
Natrium phosphoricum
  (Nr. 9) 68 ff
  Anwendungen 70
Natrium sulfuricum
  (Nr. 10) 71 ff
  Anwendungen 74
Natrium, phosphorsaures 68
Natrium, schwefelsaures 71
Natriumchlorid 64

Natriummonohydrogen-
  phosphat 68
Natriumphosphat 68
Natriumsulfat 71
Nervenbündel 93
Nervenschmerzen 53
Nervosität 49
Nierenkoliken 63
Notfallmittel 40

Obst, Mineralien-
  versorgung 37
Ödeme 65, 74, 95
Organsenkungen 34
Osteoporose 35 f
  Kur 39, 121

Panoramaaufnahme 105
Phosphat-Typ 93
Phosphatbedarf, Zeichen 94
Phosphate
  Gemeinsamkeiten 31
  bei Osteoporose 36
Phosphaträuber 38
Potenzierung 18
Prinzipienreiterei 73
Problemesser 95
Protonenpumpen 13
Prüfungen, Stress 61

Quarz 75

Rauchen 118
Regelpotenzen 19
Reiseapotheke 41
Reiz, pathogener 15, 17
Reizüberflutung 43
Rezeptoren 13

Rheuma 67, 70, 74
  wirksame Schüßler-Salze
  bei Schmerzen 112
Rohkost 51
Rückenprobleme 51

Sal miraculum 71
Salben 31
Säurebildner 46
Säuremaske 69
Schamröte 62
Scheidentrockenheit 67
Schilddrüsenfunktions-
  störungen 48, 81
Schlacken 72
Schlafstörungen 39, 53, 63,
  81, 118
Schleimhäute 45, 81
  trockene 65
Schleimstraßen 66
Schmerzen 50, 53, 60 ff, 112
Schnupfen, chronischer 59
Schokoladensucht 61 ff, 68
Schönheit, Kuren 117
Schönheitsmittel 75
Schrunden 34
Schüchternheit 62
Schuppenflechte 34
Schüßler-Salz-Therapie 10
Schwäche 39, 53
Schwangerschaft 26, 41
Schwangerschaftsstreifen 34
Schwermetallbelastung
  74, 81
Sehnenscheiden-
  entzündung 46
Selbstheilungskräfte 100,
  106, 110
Sensibilität 69
Sesam, Calciumgehalt 33

Register

Signaturen 84
Silicea (Nr. 11) 75 ff
  Anwendungen 77
Silicea-Typ 96
Siliceabedarf, Zeichen 96
Sodbrennen 69 f
Sonnenbrand 44
Speichelfluss 67
Spurenelemente 10
Starre, geistige und körper-
  liche 77
Stauungen 95
Stoffwechselstörungen
  57, 92
Störfaktor, Heilung 99
Störherde 101
Stress, als Therapie-
  blockade 101
Stuhlinkontinenz 121
Sulfat-Typ 92
Sulfatbedarf, Zeichen 93
Sulfate, Gemeinsam-
  keiten 31
Süßigkeiten, starkes
  Verlangen danach 68
Symptome, nicht ab-
  klingende 98
System, der Schüßler-
  Salze 30

Tagesablauf, geregelter 39
Tennisellenbogen 46
Therapie mit biochemischen
  Funktionsmitteln 10
Therapieblockade 99 f
Tiere, Behandlung mit
  Schüßler-Salzen 26
Tränenfluss 67
Tränensäcke 88
Trinken, zur Unterstützung
  der Entgiftung 115
Typen, Unterschiede bei
  Dosierung 21
Typenlehre 85

Übersäuerung 46, 70, 81
  Auswirkung auf
  Knochen 37
Übersicht, über Schüßler-
  Salze 31
Unruhe 63
Unsicherheit 33
Unverträglichkeit, der Salze
  untereinander 23

Verbissenheit 73
Verbrennungen 44
Verdauungsstörungen 51,
  53, 67, 74
Verkrampfungen 38
Verstimmung, depressive
  53, 59, 81

Vertrauensverlust 38
Vitalstoffe 15
Vitaminpräparate 17

Wangenröte 60
Warzen 34, 48
Wechselduschen 116
Wechseljahre 65, 67, 120
  Kuren 121
Wegweiser, zum richtigen
  Salz 126 f
Weizenstärke 25
Wille, beim Ferrum-phospho-
  ricum-Mensch 43
Winterspeck 114
Wirkung 22

Yoga 113

Zahnbeherdung 101, 105
Zahnschmerzen 62
Zappelphilipp 43
Zeiten, der Einnahme 23
Zelle, Mineralsalz-
  versorgung 12
Zincum chloratum
  (Zinkchlorid, Nr. 21) 81
Zunge, Furchen 96
Zungenbelag 88
  grünlicher 72

Anhang

Bibliografische Information der Deutschen Bibliothek
Die Deutsche Bibliothek verzeichnet diese Publikation in der Deutschen Nationalbibliografie;
detaillierte bibliografische Daten sind im Internet über http://dnb.ddb.de abrufbar

---

© 2006 Karl F. Haug Verlag in MVS
Medizinverlage Stuttgart GmbH & Co. KG.,
Oswald-Hesse-Str. 50, 70469 Stuttgart
Printed in Germany

Programmplanung: Dr. Elvira Weißmann-Orzlowski
Bearbeitung: Sabine Seifert · Satz/Grafik/Lektorat
Umschlaggestaltung und Layout:
CYCLUS · Visuelle Kommunikation
Satz: Sabine Seifert · Satz/Grafik/Lektorat
Druck und Verarbeitung: Westermann Druck
Zwickau GmbH, Zwickau

Gedruckt auf chlorfrei gebleichtem Papier

ISBN   3-8304-2230-X
ISBN 978-3-8304-2230-3   1 2 3 4 5

Bildnachweis:
Umschlagfotos vorn und hinten: Fridhelm Volk
Abbildungen innen: Deutsche Homöopathie Union
(DHU), Ottostr. 24, 76227 Karlsruhe (S. 11, 12, 22,
28/28, 31, 32, 35, 40, 45, 49, 55, 60, 65, 68, 71
oben, 75, 78, 80, 124); Sabine Wacker (S. 7, 19,
33, 42, 58, 62, 66, 69, 72, 92, 93, 95 oben, 127),
Norbert Reismann (S. 65, 94), Sabine Seifert
(S. 37); alle übrigen: Archiv der Thieme-
Verlagsgruppe

Wichtiger Hinweis
Das Werk ist urheberrechtlich geschützt.
Nachdruck, Übersetzung, Entnahme von
Abbildungen, Wiedergabe auf photo-
mechanischem oder ähnlichem Wege,
Speicherung in DV-Systemen oder auf
elektronischen Datenträgern sowie die
Bereitstellung der Inhalte im Internet oder in
anderen Kommunikationsdiensten sind ohne
vorherige schriftliche Genehmigung des
Verlages auch bei nur auszugsweiser
Verwertung strafbar.

Die Ratschläge und Empfehlungen dieses
Buches wurden von Autor und Verlag nach
bestem Wissen und Gewissen erarbeitet und
sorgfältig geprüft. Dennoch kann eine Garantie
nicht übernommen werden. Eine Haftung des
Autors, des Verlages oder seiner Beauftragten
für Personen-, Sach- oder Vermögensschäden
ist ausgeschlossen.

Sofern in diesem Buch eingetragene
Warenzeichen, Handelsnamen und Gebrauchs-
namen verwendet werden, auch wenn diese
nicht als solche gekennzeichnet sind, gelten
die entsprechenden Schutzbestimmungen.

UNSER LESER-SERVICE FÜR SIE

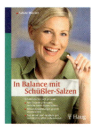

Liebe Leserin, lieber Leser,

wir freuen uns, dass wir Ihnen mit diesem Buch weiterhelfen konnten. Fragen zum Inhalt dieses Buches leiten wir gern an die Autorin oder den Autor weiter.

Auch Anregungen und Fragen zu unserem Programm wie auch Ihre Kritik sind uns herzlich willkommen!

Denn: **Ihre Meinung zählt.**
Deshalb zögern Sie nicht – schreiben Sie uns!

Ihre

Dr. Elvira Weißmann-Orzlowski

- Adresse: Lektorat Haug Verlag
  Postfach 30 05 04
  70445 Stuttgart
- E-Mail
  Leserservice: heike.bacher@medizinverlage.de
- Fax: 0711-8931-748

Sabine Wacker bei Haug

Erfolgsmethode Basenfasten:
bis zu 4 Kilo in der Woche verlieren durch Umstellung auf basische Kost

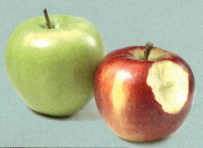

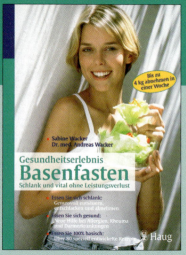

Das Basisbuch: So stoppen Sie wirksam typische Übersäuerungskrankheiten

144 Seiten
EUR 14,95 [D] / CHF 26,20
ISBN 3-8304-2075-7

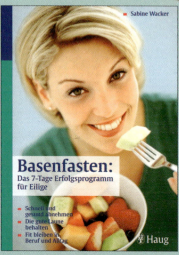

Ideal für Berufstätige: Schmackhafte Rezepte und viele Tipps zum Verwöhnen

136 Seiten
€ 12,95 [D] / CHF 22,70
ISBN 3-8304-2170-2

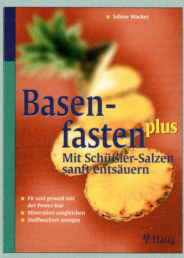

Besonders effektiv mit Schüßler-Salzen: Fit und gesund durch einen ausgeglichenen Mineralstoffhaushalt

136 Seiten
€ 14,95 [D] / CHF 26,20
ISBN 3-8304-2177-X

MVS Medizinverlage Stuttgart
Postfach 30 05 04 • 70445 Stuttgart
www.haug-gesundheit.de

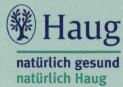